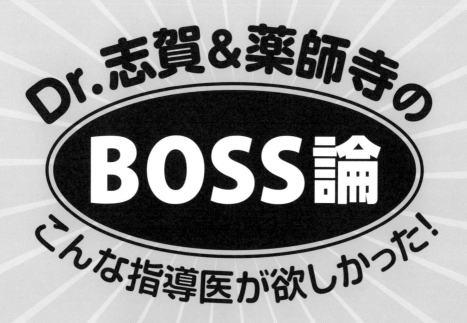

Dr.志賀＆薬師寺の BOSS論
こんな指導医が欲しかった！

著者 **志賀　隆**
国際医療福祉大学医学部救急医学講座 准教授

薬師寺泰匡
医療法人薬師寺慈恵会 薬師寺慈恵病院 副院長

日本医事新報社

謹 告

本書に記載されている事項に関しては，発行時点における最新の情報に基づき，正確を期するよう，著者・出版社は最善の努力を払っております。しかし，医学・医療は日進月歩であり，記載された内容が正確かつ完全であると保証するものではありません。したがって，実際，診断・治療等を行うにあたっては，読者ご自身で細心の注意を払われるようお願いいたします。

本書に記載されている事項が，その後の医学・医療の進歩により本書発行後に変更された場合，その診断法・治療法・医薬品・検査法・疾患への適応等による不測の事故に対して，著者ならびに出版社は，その責を負いかねますのでご了承下さい。

序

　本音を言うと私は自分のキャリアの段階もあり，普段は商業的な書物の執筆を抑えよう！　抑えよう！　としています。ただ，今回は「とても面白い企画で学びも多そう！」とお引き受けしました。その理由は「医師に向いていない！」「救急医じゃなくてゆっくりとした科にいけば？」「アメリカなんていったら，もずく（が好きな先生だったので）になるよ！」なんて言われたダメダメ若手医師の私がボス論について取り組めるからでした。しかも！「やっくん」こと薬師寺先生とまたとないコラボのチャンスなのです。やるしかありません。「やっくん」の素晴らしいところは，連載，ブログやtwitterでわかるように「本質をつかむ力＝アフォリズム」「絶妙な表現力」「チームをまとめるリーダーシップ」などなど多々あります。みずみずしい感性と才能と（大物に必須な）エネルギーをお持ちで「凄いなぁ」と刺激を受けています。ということで，2人で日々の苦労や工夫を文字に起こし，チャット形式でディスカッションして仕上げています。

　さて，日米でいろいろなボスにお世話になってきたトホホ医師の私の結論を短く表現しますと「エビデンスと経験の両立ができれば最強！」です。とはいえ，どうやって両立して行くかが具体的にわからないと前に進みませんので本書では「ブログやSNSのコツ」「レジリエンスの磨き方」から「研修医に任せろ任せろっていうけどどこまで任せたらいいの？」「ローテーションのはじめに救急に興味がない！　と言われてそんな研修医をどう扱ったらいいのか？」「毎回トラブルを起こす機嫌の悪いあの科の先生をどう扱ったらいいのか？」まで我々が日々苦労する具体的な24個のトピックの解決案を2人で書いています。

　本書を手に取られた医療職のみなさんは「反面教師にしてみせる！」「いつかは理想の部門を作って見せる！」「後輩をより速いスピードで成長させてみせる！」なんて思っているとっても素晴らしい方々かと思います。本書はそんなみなさんにやっくんと私で「いいなって思わせる上司のいい所のつまみ食い！」ができるようにと思って書きました。

　いいボスであるためには常に努力が必要ですが，いいニュースがあります。ボス力は努力をすることで確実に上達するのです。

　現在，私は「本質を見極めることができるか？」「同僚の成長と部門の成長を両立できるか？」「リーダー（自分自身）のコンディションは保たれているか？」を常に自分に問いかけながら日々を過ごしています。是非，編集部の村上さんプ

ロデュースのもとで行われたやっくんと私の1年にわたる「毎月の熱いチャット」の成果をお楽しみください。

志賀　隆

「若いうちは金を払ってでも苦労しろ！」とか，「患者さんのためにひたすら鍛錬しろ！」とか，成長のための叱咤激励を受けながら日々の診療に勤しんでいる若手医師は多いと思います。しかし，医師としてキャリアを重ねると自分の成長だけ考えていれば良い時期が過ぎ，いつの間にか後輩ができ，教育に携わるようになり，チームを統率し，部門を統括し，さらには診療所や病院の運営を行い……と言うように，活動の幅が広がっていきます。多くの医師は臨床面で指導を受けることはあっても，「上司への道標」は示されること無しに，気がついたら上司になっているのではないでしょうか。どのように後輩教育をすればいいのか，組織を統率するために考えなくてはならないことは何か，他部署や他施設との連携をする上で考えなくてはならないことは何か。そんな部門長＝BOSSになっていくにあたり必要な資質とはどんなものであろうかという疑問から本書は生まれました。

僕自身，部門長を経験することなく，病院運営を考えなくてはならない立場へと変化が求められています。共著者の志賀隆先生は，米国での経験をもとに日本で救急部門立ち上げに関わり，組織を実際に統率してきた救急医です。これからBOSSになっていく者の立場から様々な質問をし，その回答を元に道標を作っていく作業を行いました。僕のような若輩者からの意見も積極的に取り入れようとする姿勢は，まさに理想のBOSS像。ご一緒させていただけたことに感謝する次第です。

この1冊があれば組織の統率ができるようになるかというと，そんなに甘いものではないとは思いますが，上司になるうえでのヒントが散りばめられている書籍となりました。1人でも後輩がいる医師であれば，何らか得るものがあるのではないかと思います。昇格のときには喜びの反面，戸惑いもあると思われます。本書がキャリア形成するうえで出会う迷いや不安を，少しでも和らげられれば幸いです。

薬師寺泰匡

目　次

後輩の指導方法

教育のアウトカムの設定 　1

研修医はどんなことに悩み，どんなミスをしがちなのか？
どこまで任せ，どこから介入するか？ 　10

精力的だったが，まわりから「意識高い」扱いをされ，
燃え尽きそうな後輩への対応は？ 　17

主治医感の育成方法 　23

救急に興味のない研修医とどう接するか？ 　29

英語が苦手な後輩に対して，英語論文への苦手意識を
払拭するのに工夫していること 　35

他院・他科・他職種との関わり

他科との攻防 　43

院外での振る舞い方 　50

他科とのコラボレーションのためには何が必要か？ 　56

他職種との関わり合い 　63

臨床とマネジメントのバランス 　68

指導医自身について

部門長になるにあたり必要な知識	74
私のロールモデル	81
指導医の評価はどうするか？	89
アンガーマネジメント	95
自分自身の業務と後輩指導のバランスの取り方	102
レジリエンスの磨き方	107
保てている！？　ワークライフバランス	118
後輩の気持ちを動かす先輩になる方法	126
研究・論文執筆までをどう成し遂げるか	135
おすすめの良書	141

リクルート

職場の変更時の注意	155
どうやって人を集めるか	162
情報発信：ブログ・SNSのコツ	170
索　引	180

後輩の指導方法

教育のアウトカムの設定

志賀　隆

　教育のアウトカム設定は難しいですよね。ただ難しいと言ってずっと目標が設定できないのも考えものです。一般的には，教育のアウトカムはKASという3つの領域で考えていくことが多いです。Knowledge（知識）のK，AはAttitude（態度），SはSkill（技術）となります。専攻医の教育ではこのKASをどうやって育てていくか？　と考えて日々臨んでいます。

1　知識を教えることをおろそかにしない

　現代社会では，スマートフォンですぐに調べることができます。また便利なアプリもたくさんあります。知識の記憶は機械に任せてしまえ！　という考え方もあるかもしれません。ただ，実際にはある程度の基礎知識がないと深みのある思考はできないということがわかっています。ですので，我々は研修医や専攻医を一定の知識量に育てあげないといけません。では知識のわかりやすい目標とは？　その答えは救急科専門医試験の合格ですね。

　専攻医の先生が専門医試験に効率的に合格するために，私は前職の東京ベイ・浦安市川医療センター（ベイ）の救急プログラムを立ち上げた際には3つの工夫をしました。

講義項目を3年で2巡

　1つは米国の救急専門医になるために必要な講義の項目を3年で2巡する計画を立てることです。講義は，スタッフも担当しますが，主

にレジデントの先生が自学自習してスライドや内容を準備するように
しました。大変ではあるものの一方的な講義ではなかなか知識は入っ
てこないからです。

ジャーナルクラブやカンファレンス

　2つめは，年間の講義計画の中に必ずジャーナルクラブやM＆M
(mortality & morbidity)カンファレンス，内科・外科・ICUなどの
部門との合同カンファレンスを取り入れるようにしたことです。米国
の卒後医学教育認可評議会の6つのコンピテンシーの中でSystem
based practice(医療システムを理解し，臨床で実践できる)があり
ます。日常的なカンファレンスの中で，振り返りをしていく姿勢，
医療システムを理解し実践する姿勢，生涯学習の方法論，他部門や
グループでの学習の方法論などを学ぶことが診療を続けていく上で
非常に重要になるからです。

　現在の医療は書籍で学ぶことから，日々英語の文献や二次文献にど
うやってアクセスし知識をアップデートできるか？　にシフトしつつ
あります。ジャーナルクラブを通じて「釣った魚を食べさせる」のでは
なく「魚釣りの方法を学んでもらう」ことができるようになります。プ
ログラムを離れてからどうやって継続できるかが大事ですものね。

　同様に，M＆Mカンファレンスも重視しています。非常に尊敬で
きる謙虚な部門長のいる組織であれば，過ちから自然と学ぶことも可
能かもしれません。ただ，実際は難しいものです。

　もちろん，普段の診療中のやりとりでお互いの考えや知識・技術を
確認することはできます。しかし，カンファレンスの落ち着いた状況
でしっかりとお互いに準備をして議論をするというのも互いの部門の
レベルアップに必須になります。

入職時からシミュレーションにて手技の確認をする ─────

　3つめは手技の確認です。我々が立ち上げたベイの救急部門では，専攻医の入職時に，中心静脈，腰椎穿刺，気管挿管のシミュレーションでの実技確認をしています。専攻医は入職前に，3つの手技の院内プロトコルを受け取ります。また，The New England Journal of Medicine（NEJM）などの手技ビデオのリンクも送られます。これらの資料を事前に勉強した上で，初期研修中の経験とともに，入職時の手技確認シミュレーションに臨みます。

　当日は，3つの手技のステーションを代わる代わる回っていきます。実技は文献に基づいたチェックリストにてチェックされています。合格点に達しなかった場合には当日に再度実技チェックをうけます。当日のうちに必ずすべての専攻医が安全に手技を遂行できるレベルに到達するようになります。

　臨床の現場でも，手技の実力をチェックしています。縫合であっても人によって実力のバラつきがあります。そのため，大半の創傷管理は救急にて行うようにしています。再来の際に，離開や感染などがあればフィードバックがかかるようになっています。

　加えて，週に一度のスタッフのビジネスミーティングでは，専攻医の手技を含めた診療内容について情報が交換されています。スタッフ全体で，1人ひとりの技術力が上がるようにそれぞれの専攻医の目標を作り，フォローしていきます。また，専攻医は研修中に行った手技のログを随時記載するようにしています。その数は，救急科専門医受験に必要な手技数に比べて不足がないか，半年に一度チェックされています。

2 態度やコミュニケーション能力は伸ばすことができる

　コミュニケーション能力や態度について，専攻医に振り返ってもらうことは難しいことが多いです。だれでも自分の弱点を見つめたくない

ですものね。しかし，医師という職業や患者さんを相手にしている以上，自身の長所だけをずっと伸ばしていくというわけにはいきません。

360度評価

我々の部門では院内の様々な医療職による360度評価を，コミュニケーション能力に対して実施しています。その結果に基づいて毎年，ベストレジデントを表彰しています。これで，もともとコミュニケーション能力やプロフェッショナリズムの高いレジデントがさらに伸びることにつながっていると考えています。

フィードバックの仕方

また，コミュニケーションに問題があると思われても，もともと非常に熱心で才能のある専攻医がほとんどです。そのため，「救急隊とのやりとりが横柄である」という評価があった専攻医には，スタッフ全体で「褒めることをメインに」しつつフィードバックします。「A先生今の救急隊とのやりとり，簡潔でよかったね！ すこし相手のペースに合わせたやりとりができたらもっといいね！」といった具合ですね。

経験の浅い指導医はどうしても相手の人格を含めて否定しがちです。そうなると，専攻医の先生の心のドアも閉ざされてしまいます。ですので，指導医はレジデントの良いところをみつけつつ，改善すべき点を指摘する「プラス・デルタ方式」のフィードバックがおすすめです。

卒業生の講演や同窓会

さらに，我々がレジデントの成長を促すためにやっているのが卒業生の講演と同窓会です。大学院にいったり，研究者になったり，地元に戻って救急部門をたちあげたりと様々な進路を歩んでいる卒業生がいます。実際に，自身の部門で研修をして活躍をしている卒業生とで

あうことによって，専攻医のキャリアのイメージができますし，今の研修に自信が持てると考えています。

　教育のアウトカムは測定が難しいですが，そこで止まらないことが一番大切です。技術や態度であっても我々のように何か数値化することは可能です。アウトカムを測定をして，個別の専攻医の成長をモチベーションにつながるように「プラス・デルタ方式」でのフィードバックを繰り返していくことが大事です。みなさんと一緒に臨床教育をさらに良くして多くの救急医を育てることができたら，と考えております。

まとめ

- 教育のアウトカムは知識・態度・技術で考える！
- 教える側はどのアウトカムを教えているか意識する！
- アウトカムは測定可能な現実的なものにする！

が大事です。

参考文献

- Takeuchi S, et al：PLoS One. 2017；12(11)：e0188224.
- Peltan ID, et al：Simul Healthc. 2015；10(5)：270-6.

志賀先生＆薬師寺先生 ＜ **本音トーク**

教育のアウトカムはKAS

薬 教育のアウトカムはKAS……。これはどこかに示されているものなのでしょうか？

志 これです。[http://www.nwlink.com/~donclark/hrd/bloom.html]

> The Three Domains of Learning
>
> The committee identified three domains of educational activities or learning (Bloom, et al. 1956) :
>
> Cognitive : mental skills (knowledge)
>
> Affective : growth in feelings or emotional areas (attitude or self)
>
> Psychomotor : manual or physical skills (skills)

結構古いですが，Bloomらの提唱ですね。

薬 かなり古くから言われている概念なんですね。知らなかった自分が恥ずかしいです。でも，研修で重要視されているゴールそのものですものね。

志 そうなんです！ そして，当然のように態度が難しい。でも，変えられるのは自分だけ……みたいにあきらめちゃダメ。

薬 具体的な方策について，どうやって運用するか聞きたいです。

── Knowledge

薬 知識の底上げですが，講義の項目を立てて，いつ講義を行うのでしょう？ 集まるのが難しいという側面が……。

志 ですよねー。ベイでは，金曜日の午後に集まっていました。

薬 専攻医の勉強時間ですか？

志 そうです。専攻医の。

後輩の指導方法

他の病院にいても，遠隔会議システムで参加するようにしていました。

🔵薬 通常業務は，それ以外のスタッフで担保するわけですね？

🔴志 そうですね。初期研修医の先生にカンファレンスに出る日，出ない日をつくってもらったり。シフトで出られない人のために，出ているレジデントがパワーポイントだけでなくノートもとってシェア。

🔵薬 なるほど！ 専攻医が全員参加できなくても，補完される工夫が大事ですね。

🔴志 はい。専攻医の先生たちがノートなどは自発的に始めてくれました！

🔵薬 教育に携わるスタッフに臨床を担保するスタッフ……。マンパワーが大事ですが，立ち上げ時は人も少ないでしょうから，その時期をどうやって乗り切るかがポイントですね。スライド作りを任せて，ある程度運用のみに注力するのがよいかもしれませんね……。

🔴志 カンファレンスに座って質を担保するスタッフもいるようにしていました。そしてその時間を労働時間としていました。

🔵薬 教育を労働時間としてカウントするのは非常に重要ですね。

🔴志 スライド作りは専攻医の先生が頑張っています。今は過去と同じトピックのスライドもアーカイブにあるのでゼロからでなく作れます。もちろんスタッフもレクチャーを担当しますし，他部門からのゲスト講師や合同カンファレンスもあります。

🔵薬 毎年少しずつ新しい知識も加えられるでしょうから，みんなハッピーですね。

🔴志 そうそう。毎年あたらしい知識が加わるのでハッピー。

🔵薬 まとまった時間をしっかりとるという方針を打ち立てるのがリーダーの仕事ですね。

🔴志 M＆Mもそうです。

🔵薬 ジャーナルクラブもやはり金曜日に？

🔴志 そうです。まとまって勉強する時間を作り，週のリズムをつくることですね。

🔵薬 毎朝勉強会をしていますが，テーマを決める人が教育そのものに携わりすぎると，運用ができなくなるので，リズム作りをする洞結節みたいな人が

教育のアウトカムの設定　　**7**

やっぱり必要ですね。

志 確かに！ 洞結節大事！ ペースメーカー！

── Attitude

薬 態度の評価ですが，技術のようにわかりやすいものと異なり，非常に指標が難しいかなと。どうやって評価項目を作成されましたか？

志 難しいですよね。360度評価はひとつのいい方法かと思っています。

薬 多職種評価ということですかね？

志 多職種評価です。あとは，他部門や患者さんからのクレームもひとつの指標かと。

薬 クレームは玉石混交ですが，身につまされるものも多数あります。

志 確かにクレームはそのまますべてを受け止めてはいけないですよね。ただ，複数いろいろな角度から出る場合には個人要因もあるかと考えます。

あと，毎週金曜の午前はスタッフミーティング，午後はレジデントの教育カンファレンスとしていて，スタッフミーティングでは気になるレジデントがいればシェアします。

薬 カンファレンスの時間の臨床を担保できるだけの人が必要ですから，これも大変だ……。そもそも臨床がなんとかギリギリいけるというところで組織を運用するのが誤っているということですね。

志 臨床がギリギリだと，組織が育つのが難しいところありますよね。

薬 長期的視野で，組織の成長も見込まねばなりませんね。

あ，で，具体的な評価の指標作成方法を……。360度評価って是非やりたいところですが，どんな指標を盛り込めばよいのやら……。

志 我々はACGMEの6コンピテンシーを日本語訳して，5段階のLikertスケールでやりました。それプラスでフリーコメント。スタッフミーティングでの評価とそれほどズレはなく，たまに看護師からとても評価されているレジデントもいたりして，そのあたりは360度の威力を感じますよね。

薬 非常に参考になります。評価しろしろと言いつつ，様々な施設である程度

足並み揃えないと評価の意味がなくなっちゃうと思っているので，こうした指標を共有するのはとても大事なことですよね。

(志) 評価の指標の共有は大事です。

(薬) スタッフから見えていないところの活躍を着実に拾い上げることも大事ですものね。

(志) そうなんですよね。どうしても個々の評価には限界があります。

(薬) アピール力が評価につながるようなことが横行すると腐っちゃいますからね……。

(志) それ本当に大事！

(薬) 公正な評価をしつつ，ある程度長期視野で着実に教育する姿勢を大事にしたいと思います。

(志) ですね。みんな必ず才能ある分野があるから，底上げしつつ，強い所を伸ばしたい。そのための評価です。

教育のアウトカムの設定　　9

後輩の指導方法

研修医はどんなことに悩み，どんなミスをしがちなのか？ どこまで任せ，どこから介入するか？

薬師寺泰匡

1 研修医に独り立ちをさせる方法

　研修医は様々なことで悩んでいます．恋の悩みから，夏休みの旅行先，果ては今晩の夕食の内容まで．個人個人に悩みの大小があり，深刻さも差があるのですが，最も研修医を悩ませ，そして指導医をも悩ませる瞬間は，おそらく「自分で決断する」瞬間ではないかと思います．

　自らの頭で考え，悩み，主体的に達成したことしか，経験とは呼べないと個人的には思っております．上級医がやっているのを横から見ているだけ，上級医が決めた方針にしたがって治療を行っているだけでは，学生と同じです．必ずどこかで，自分自身で決めた方針を患者さんに施すという瞬間が来ます．問題は，それができるかどうかという自己評価と他者評価が一致しないことが多いということです．だいたい毎年5月や6月になると，この問題が表面化してきます．

　救急部で最も重要な決断は患者さんのdispositionだと思います．帰宅させて良いのか，何かやってから帰宅させるのか，入院させるのか．入職間もない研修医はすべての判断を上級医にあおぎます．どのように問診すべきか，身体診察は足りているか，どの検査をするべきか，点滴の種類は何が良いか，検査結果の評価に抜けはないか，治療方針はどうするか，帰宅させてよいか．

　ある程度慣れてくると，チェックポイントが少なくなっていき，検

査の前に病歴と身体診察の結果を上級医と共有し，検査結果をふまえてプロブレムとそれに対する対処法を共有し，最終的な治療方針を確認し，帰宅の可否について後押ししてもらうという程度になります。もっと成長すると，最終的な治療方針の確認と，帰宅の可否を相談。さらに進むと帰宅の可否のみ。そして，最終的な患者さんのマネジメントに自身が責任を持つ立場へとはばたいていくというわけです。

　5月や6月は，このプロセスが少なくなっていく過程にあることが多いので，抜けてはならないチェックポイントが抜けることが発生するのです。

　研修医は，ある程度問診と身体診察になれてくると，自分の思うようにやってみて，行き詰まったら相談するという自分なりのタイミングをつくるようになってきます。知識と実力に見合ったタイミングであれば問題ないのですが，自信がある程度ついてくると，自己評価と実力が一致しにくくなってきます。自信満々に検査まで施行してから上級医に相談し，「あれ？　○○は見てないの？」「○○の検査必要じゃないの？」みたいなことを指摘される場合も多々あると思います。

　どこまで任せて，どこで介入するかということを明文化して，免許制みたいなものをつくるのもひとつだと思います。しかし，事細かにシステムをつくるのも大変な話です。岸和田徳洲会病院（岸徳）でも，特に侵襲性の高い中心静脈カテーテル挿入などで，シミュレーションがきちんとできることを認定してから挿入させるなどの工夫はしておりましたが，すべての医療行為に発展させると，それを管理するだけでも大変になります。ある程度介入するポイントを決めておいて，介入の度合いを変えていくのが安全かつ効率的であると個人的には考えます。

2 介入するポイント

　具体的に僕が普段研修医とどのように救急対応しているかを書いて

おきます。

介入ポイント①診察前

　救急車が来るまでの間に，研修医とブリーフィングをします。どんな病態が怖くて，蘇生のために何を準備しておくか，どんな鑑別が考えられるか等を事前に挙げさせます（walk-inであれば問診票で同じことをする）。

　ポイントを押さえていれば，そのまま診察させますし，怪しかったら一緒につきっきりで診察します。また，患者さんの病態が不安定で，気道・呼吸・循環の維持が困難な状況であれば一緒に蘇生しますし，安定していれば，時間的余裕がある程度あるので任せてみることが多いです。このときばかりは時間的猶予がないので，後でデブリーフィングするしかありません。

介入ポイント②診察後

　患者さんが比較的安定していれば研修医に診察を任せて，救急隊からの引き継ぎ，問診と身体診察が終わった段階で「何する？」と質問します。適切な鑑別をあげて，検査や治療の方針に過不足がなければその方針で治療を進めさせ，もし過不足があれば指摘してディスカッションします。繰り返していると，「何する？」にだいたい毎回適切な答えが返ってくるので，そうしたら「何する？」は複雑な症例のみになっていきます。

介入ポイント③方針決定時

　ある程度結論がでて，治療方針を決定する段階でも，研修医にひとまずは任せます。治療が待てない場合には，とりあえず急かします。「先生，この人，治療急がないと！　どうする？」などと声かけをします。このときも適切な答えが返ってきたら任せますし，危うかったら

ヒントを小出しにしてみたり，思考過程を説明したりして，それでも
ダメだったら，「こういうときは，こうするんですよ」と，方針を提示
することにしています。

介入ポイント④ 治療時

　何らかの処置が必要な場合など，その処置が研修医に可能かどうか
というのは知っておかねばなりません。何度も隣で観察して，どのく
らいのスキルがあるかわかっておくと，任せられるかどうか判断でき
ます。研修医をよくみておくことが大事です。

　研修医自ら，一緒にやってほしい，自分には不可能である等の申し
出がある場合には，どこに困難なポイントがあるのかを探りながら処
置を行い，デブリーフィングにつなげることが多いです。

　もしやれると言うので任せてみたにもかかわらず，手が止まって悩
んでいるようであれば，手順を述べさせて，そのスムーズさで継続さ
せるかどうかを考えることもあります。イメージできない手技は絶対
にできません。できそうになければ，残念ですが自分がやって見せて，
デブリーフィングを行います。もし失敗した場合，失敗の原因をしっ
かり理解しており，次の施行で完遂できそうであれば続行させます
が，失敗の原因を分析できていなければそこで手を変えた上で，失敗
の原因を一緒に考えます。

　とにかく研修医に自分で経験させないと成長はありません。その際
に，これら４つのポイントを押さえていれば介入の必要度はある程度
見きわめられるのではないかと思います。どんなに研修医が立派にな
っても，この４つのポイントは遠目に眺めることにしています。介入
の必要がなければ，そのまま眺めることにしています。逆に，後輩を
信じすぎて４つのポイントのどこかを完全になしとしてしまうと，事
故につながるのではないかと考えています。

> **まとめ**
>
> 初期診察前，初期診察後，方針決定時，治療時がベッドサイドでの有効な介入ポイントです。

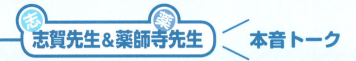

救急車とwalk-inでは任せ方を変える？

薬 自分で考えさせるというのは非常に難しいものだと思います。時間的制約もありますし。志賀先生どうされていますか？

志 林寛之先生のいう「指導医→研修医への2つの質問『どんな鑑別診断？』『次に何をすべき？』」を聞くようにしています

薬 やっぱりそうですよね。救急車のときは結構ブリーフィングに事前情報や時間を使えますが，walk-inのときは問診票の情報からやっていますか？

志 救急車のブリーフィングとっても大事ですよね。研修医にあわせて学びのハードルをカスタマイズできます。
walk-inのときは，初期の1年目は緑にトリアージされた患者さんを診てもらい，その際にはデブリーフィングはなしです。

薬 なるほど。トリアージの色で介入の度合いも調整できますよね。素晴らしいです。

志 ただ，15分くらいで一度部屋を出てプレゼンするようにさせています。でないとずーっと問診取っている人もいるので。

薬 診察の時間を区切るのもとても大事ですね。勉強になります。

志 自分で考えてもらいたいですよね。なるべく。

　walk-inでも，問診票を使ってのデブリーフィングはいいですね！

治療方針は誰が決めるか

薬 問診を終えたらプレゼンさせて，そこで検査なり治療なり，一緒にプランニングしていく感じですか？　決定後に相談に乗る感じですか？　この治療方針の決定をどこまで研修医にさせているでしょうか？

志 初期研修医なら，問診後にプレゼンして，鑑別と検査治療を一緒に考えます。その際に，前述の林先生の2つの質問ですね。後期ならある程度お任せします。

薬 なるほど。

志 ただ，問診票を気づかれないように私が誰よりも早く勝手にスクリーニングしています。救急車の入電は個人情報以外は部門内に流れるので。全部チェックして，あとは必ず搬入時に自分の眼で確認しています。

薬 一緒に考えていると，結構誘導的になっちゃうことがあって，自分で決定している感じが出ないような気がしているのですが，ここは教える側の調整ですかね。ある程度スムーズなら，ウンウン……って聞くだけに徹したり。

志 誘導的になりますね……。研修医と指導医の信頼度，関係性にもよります。1日のうちで1回目なのか3回目なのか？　得意分野だったか？　苦手だったか？　そのあたりを指導医がみながら，微調整なのかなと。

薬 そうですね。まさに生の雰囲気。どのタイミングでお任せするかって悩ましいですよね，本当に。

志 結構いろいろとノンバーバルな情報とかもみますよね……。

薬 ノンバーバルな部分。余裕とか大事ですね。いっぱいいっぱいになって必死なうちはアレコレ言っても仕方ないよねと。

志 研修医の余裕。確かにそうですね。はじめはカルテに一生懸命になるので，

カルテ記載も10分とかで区切って終了してもらっています。

（薬）自分で考えながら動けているなという余裕を感じられたら任せられるなとか。おっしゃる通り，カルテ記載も余裕がなければ……。

（志）処方とか説明とか最後のところは私が黒子でやって，研修医の先生はおもしろいところに専念してもらうように気を付けています。今日は●例も診れた！ とかだとうれしいかなって。

（薬）救急車が重なったときにはトリアージして，待たせる勇気も持つように指導しています。全員を危険に晒すようなことをせずに，できる範囲できちんとやりましょうと。適当に流したときって何も残りませんからね……。

（志）ホント大事！ 救急車のトリアージ。看護師さんからのプレッシャーをどううまく利用してうまく付き合うか，コラボするか……。

（薬）現場での教育は手探りしていくしかないですが，この辺上手に部門内で共有できると，一貫した教育ができるのかもしれませんね。

（志）本文にある「遠目に眺めること（☞p13参照）」はホントに大事ですね。私もそうしています。

ベイでは後期研修医の年次でやれることが決まっていて，次の年次のレベルに上がれるかスタッフ全員が決めて通達しています。

（薬）さすがシステマティック。

（志）年次目標は救急外来のデスクにおいてあります。

（薬）やっぱり普段から共有しなくてはですね。

（志）そうですね。スタッフ全員でレジデントを教育していく感じがいいかと。

16 後輩の指導方法

後輩の指導方法

精力的だったが，まわりから「意識高い」扱いをされ，燃え尽きそうな後輩への対応は？

薬師寺泰匡

　「意識高い系」が悪者になったのは昨今の話でしょうか。そう呼ばれる人に問題がないとは思いませんが，僕は，それを「意識高い系」と揶揄するような人は軽蔑します。真に活躍している人は，おそらく他人をバカにしないと思うからです。

　成長のためのちょっとした背伸びや，無知からくる空回りをバカにする人は，そこに対して手を差し伸べることはしませんし，他人をおちょくっている暇があるくせに自らは結果を残しに行かない人間であることが多いのではないでしょうか？　問題の根幹はそこにあります。

1 本人にどう対応するか

　揶揄されるほうの意味で意識が高い人は，確かにやる気が空回りしている傾向にあります。もしくは，いろいろ口は達者ではあるけれど，臨床の場に立たせるとその高尚な理論を実務に活かせていないというパターンも多いと思います。

　空回りせずに仕事ができるようにするためには，地に足をつけるしかありません。つまり，仕事をさせることです。ただ，突き放すように仕事させても余計に燃え尽きるでしょうから，一緒に仕事をするのが大事だと思います。足りない部分を補完しつつ，持っている知識と目の前の患者さんの問題解決への応用法を一緒に探っていく過程で，おそらく前のめりな気持ちは昇華されるのではないでしょうか？

　もうひとつ，焦って背伸びしてアレコレ闇雲に勉強しようとする気

持ちを理解する必要があると思われます。おそらく理想とする像があり，それに自分は何らかが足りていないと思い，その不安から焦るのです。もし，きちんと臨床能力を得られているのであれば，それはそれできちんと共有する必要があります。

客観的に評価しつつ，歩んでいる道を認めて，成長のための道を少しだけ示してあげることができれば，地に足をつけて次のステップへと向かえるでしょう。意識高い系の人が周りから孤立していることを憂うような相談もありましたが，周りから孤立しているというのは，大変他人事のような表現です。孤立しないように側で支えるのが良いと思います。孤立させているのは自分かもしれないという当事者意識が重要です。

2 周りにどう対応するか

意識高い扱いをしている側にどう対応するかというのも，問題解決に向けた重要な取り組みだと思います。他人の悪口を言わないようにさせるというのはなかなか難しい問題ですが，ひとつ解決法を挙げると，おちょくる暇がないくらい仕事をさせれば良いと思います。

自分が満足いく診療を日々行っているなら，たとえ同僚が意識高い系でも何も問題はないはずです。まさに他人事ですから。意識高い系と言われる人がする何かしらの行動が，何もしていなかったり，至らないところがあったりする己に突き刺さっており，ルサンチマンのようなものを消化するために揶揄するのだと思います。

頑張って何かやっている人は他人をバカにしません。やっていない人ほど他人をバカにします。なので，意識高い系と言われている人にも，言っている人にも，患者さんの健康を第一に考えた，ちゃんとした臨床教育をしてあげたら良いのではないかと思います。

> **まとめ**
>
> 意識高い系とバカにされる人にも，バカにする人にも，地に足付けた教育を提供するのが大事！

志賀先生&薬師寺先生　本音トーク

指導医と環境がよければ

- 薬 僕，そういう人見たことないのです．意識高いだけの人とか，そういう人を馬鹿にする人って……．先生の周囲にはいらっしゃいましたか？
- 志 それは薬師寺先生の人間力が高いからだなー．私は初期研修のとき，宇宙人って呼ばれていました．
- 薬 まさに意識高い系じゃないですか（笑）．
- 志 Current medical diagnosis and treatmentとワシントンマニュアルをもってUpToDate (UTD) ばかりみていた．日本語のマニュアルの人が多かったので，変な奴と．
- 薬 でも良いことじゃないですか．逆に僕は日本語のマニュアルばかりを読んでいる人がいたら変なやつ扱いしてしまいます．
- 志 その当時は日本の治療と英語論文がぶっとんではずれていたので，面倒くさいやつと扱われましたね．幸い総合内科の先輩で今は岐阜大学の医学教育の西城先生が守ってくれました．あとは鄭先生や尾藤先生も．
- 薬 僕が岸徳に入職したのは，教育が世界標準を見据えていたからです．

精力的だったが，まわりから「意識高い」扱いをされ，燃え尽きそうな後輩への対応は？

志 薬師寺先生の姿勢やメンターはさすがです。それは本当にすばらしい！

薬 なぜか忙しいばかりのクソ病院扱いでしたけどね，当時は……。でも，UTDを読めと勧めてもらったり，病院でいつでもアクセス可能になっていたり。内科の病棟の基本はワシントンマニュアルでしたし……。

志 素晴らしい！

薬 なので，普通にやるべきことをものすごい量で課せられるところにいたら意識高い系などと揶揄されるようなことにならないと思うのですよね……。

志 その通りですね。指導医と環境がよければ意識高い……とはなりません。

薬 そういうことですね。

「やるべきことをものすごい量で課せられる」環境

志 私の近くにいる研修医の先生が『当直医マニュアル』を持っていると悲しくなります。

薬 当直医マニュアルとは？

志 30年くらいベストセラーの本です。もちろん，いいところもあるのですが，年代ものの治療も書いてあるので……。でも研修医も必死なのはわかるので……。私はそれに代わるものをいつか作りたいと思っています。

薬 日本語の教科書でも今日の治療でもブログ情報でもなんでもいいのですが，いつも1次ソースを当たりなさいとみんなには伝えています。

志 1次ソース大事ですよね。除外基準とか，研究デザインとか，内的妥当性，外的妥当性。

薬 「教科書に書いてありました」と僕に言うと，馬鹿にされることがわかっているので，みんな言わなくなりました。教科書は神様ではないよと言いたいですね。

志 でも確かに，人間はカリスマ（教科書）を求めたくなるのですよね……。

薬 教科書が絶対なら教科書に診療させときなさいよ……と言いつつ，適切な治療を一緒に考えます。つい昨日も，心不全か心不全じゃないかで随分研

修医と議論しました。

（志）そういう議論って最も高次元の学習ですね。きっと一生忘れないと思います。

（薬）そういうのにさらしていると，意識高い系なんて言葉は生まれてこないと思うのです。嫌な言葉ですよね本当に。

（志）教育技術と情熱のある指導医が複数いるところでは問題にならないと思います。ただ，そんな素晴らしい指導医が病院に1人しかいない病院もあるわけで。……そういう病院に就職した人は言われてしまうのかな。

（薬）相当できるポジションにいる人が意識高い系と見下すならまだわかるのですが，意識低い系がなぜか下から足を引っ張ると言う……。

（志）日本の村文化ですね。指導医が守ってあげないといけません。

「意識高い系」以外にも

（志）最近はややマイペースなひとを褒めて伸ばすのも好きです。意識高い系も伸ばすし，同時にマイペース系も伸ばすようにしたい。

（薬）マイペース系の人も，ギリギリのところで戦っていたら他人を見下したりする余裕はないと思うのですけどね……。

（志）そうですね。でもゆとり系研修病院もあるので……。

（薬）ゆとり系と放置系は見きわめたい。

（志）迷い込んでしまった先生はEMAlliance（EMA）とかで応援したい。

（薬）「患者さんがハッピーなら医師がどうであっても些細な問題である」というところに行き着けば，何も問題がない事象だとは思うのですけどね……。なるべく医師もハッピーに働けるような環境づくりしたいですね。
燃え尽きそうな人がいたら，まだまだやれることはあるから一緒にやっていこうと励ましてあげたいです。

（志）伴走したい。そして，辛いときは休ませたい。怒りっぽい，痩せてきた，やつれてきた，などの変化はよく見るようにしています。

精力的だったが，まわりから「意識高い」扱いをされ，燃え尽きそうな後輩への対応は？　　21

薬 外野からのしょうもない中傷で辛くなるって本当に悲しいですけど，どうしてもダメな時は休ませたほうがいいのでしょうね。

志 ですね。疲れていると負の思考ループにはいりやすいから。臨床心理士と定期面談している病院もあるそうです。特別用事がなくても。

薬 定期面談。いいなぁ。

志 でも岸徳やベイにくるひとたちは意識高いからなぁ。

薬 意識高いと言うとアレですが，ハングリー精神がありますよね。

志 ハングリー精神ありますね。熟達欲求。ただ，それがイコールでレジリエンスでなかったりするので，そこの見きわめ大事です。

薬 そういう人が，「うちはそういう病院じゃないから」とか言われちゃうと悲しくなって辛くなるんでしょうね……。

志 辛い……。

薬 それでも這いつくばってやれる人はいいですが，そうでない人には，志賀先生がおっしゃるように院外から救いの手を差し伸べるのも大事なことかもしれませんね。彼らは日本の宝ですから。

志 院外から救いの手を出したい！ EMAでの活動も頑張ろう！

薬 いろいろ話していると，「意識高い系の人を見てどう思いますか？」って，面接のときの良い質問な気がしてきました(笑)。

志 候補者に聞くわけですね！ いいかも！

後輩の指導方法

主治医感の育成方法

薬師寺泰匡

　ドラゴンクエストなどのロールプレイングゲームをして，勇者としてドラゴンを倒して世界を平和に導く人は世の中に多く存在しています。ですが，世の中の大多数の人には「勇者感」が備わっていないと思います。備わっていると思っている人は今後勇者として生きていって頂いて一向にかまわないのですが。

　ともかく，主治医感が備わらない理由はここにあります。ロールプレイをすることは大事なことです。その立場に立って，初めてそこからの視点を知ることになりますが，あくまでもそれは一時的な視点の移動です。勇者感を自分の中に育てるためには実際に勇者にならなくてはなりませんし，主治医感を育てるためには実際に主治医にならなくてはなりません。

1 decision making

　主治医とはなんでしょうか。主治医と他の職種の大きな違いは何でしょう？　僕が重要だと思っているポイントは，大きな方向性を提示して指示を出すこと，そして最終的なdecision makingをすることです。

　患者さんの診療にあたり，まずは大枠で診療方針を考えることになります。救急であれば，たとえば「105歳，CPA」といったときに，全力で最大限の侵襲を伴う治療まで視野に入れて介入するのか，最小限の侵襲でできるところまでやるのか，というようなことを考えることがあります。最大限の治療をするのであればマンパワーが必要です

し，チームに役割を与えて，みんなで効率よく動いて最大のパフォーマンスを発揮しなくてはなりません。最小限の治療介入ということであれば，それはそれで情報共有をしていく必要があります。

その症例の見通しが立っているか，しっかり成り行きを予想しているかという点が重要です。視野を広く持つ必要があり，目先の治療に一生懸命にならないようにする努力も必要です。指示を出そうと思って対峙していないと，どんな指示を出そうか考えず，指示待ちになってしまいます。これがいわゆる主治医感のない状態ではないかと思います。

2 研修医に指示を出してもらう

研修医と救急対応するときに僕が気をつけているのは，研修医にあまり指示を出さないようにするということです。質問が来たら応えますし，生命維持のためにやらなくてはならないことは担保しますが，基本的には「○○先生，僕なんでもしますんで指示下さいね」というスタンスで横に立ちます。看護師さんはじめ，周囲のスタッフが同じ態度だと，指示を出すしかなくなるので良い環境となります。

当然最初からできるわけはないのですが，チームメンバーが勝手に動いてしまうと何ができていないのかが認識されないので，ここは我慢です。「○○しといたほうがいいと思います」とか「考えてわからないことは質問するのも手ですよ」などとヒントを与えたり，トンチンカンな方針でも聞くだけ聞いて，suggestionする形で再度考え直してもらったりします。1カ月もすれば能動的にやろうとしてくれます。

decision makingも様々なシチュエーションで訪れます。ついつい，「点滴は○○を時間○mLくらいでやっとこうか」「抗菌薬は○○落としておいて」「○○の方針で入院やね」「○○さんは帰宅可能だね，説明して帰れるようにしようか」など，研修医に具体的な指示を出してしまいがちですが，基本は研修医に決めさせます。判断根拠を聞い

て，あいまいだったり間違っていたりする場合にはその時点で修正しますが，自分で決めるという過程が大事です。指示を受けていると考えなくなってしまいます。

　自分の問題として，自分で決める過程があれば，考えたのも自分で間違ったのも自分ということになります。この当事者意識こそが主治医感です。というわけで，極力後輩や研修医と治療方針を決める際には，「○○先生，この人の治療どうしましょうか？」とこちらから答えを求めにいきます。悩んでいると，「ここは主治医の○○先生の判断を待ちたいと思います」「主治医，しっかりして下さい！」と，プレッシャーもかけにいきます。主治医扱いして，decision makingさせるというわけです。研修医は主治医にはなれませんが，それは書類上の話です。主治医感を育てるためには，主治医として診療に携わっていただき，それを根気強くサポートする他ないと考えています。

まとめ

勇者感を育てたければ，勇者になるしかない。主治医感を育てたければ，主治医になるしかない。自分でdecision makingさせましょう。

志賀先生 & 薬師寺先生 / 本音トーク

経験による学習が大事

薬 「みんなドラクエやっているのに実際には勇者になれていない」という指摘は，僕の中で最高に鋭い指摘だと勝手に思っています。

志 わたしもぐっさりと来ました。安全すぎるんですかね。ゲームだと。

薬 やっぱり実際にやらないと，できるようにはならないというのが僕の信条です。おっしゃるとおり，シミュレーションはあくまでもシミュレーション。

志 経験による学習が大事ですね。

薬 主治医感の育成のためには，主治医にならなければ。

志 間違いないです。

ストレスをうまく利用する

薬 でも，主治医になるための舵取りをするようなシチュエーション設定ができたら，シミュレーションでも上手に成長をうながせるのかなとも思います。

志 すこしストレスもあるだろうから，そのストレスが最小限になって快適な刺激としてのストレスがあったらいい。指導医が舵取りですね！

薬 ストレスって大事な要素ですね。「ゲーム」で敵と戦ってもストレスないですから。

志 心理学者のケリー・マクゴニガルも似たようなことを言っていますね。

薬 そうすると，指導医が舵取りをするのではなく，やはり研修医に舵取りをさせる機会を設けたいところです。ストレスを友達に。意思決定の際のストレスをどう消化するかという，その葛藤が主治医感の育成につながるとおもいます。

志 ストレスが友達になるためには，コンディションが保たれていて，レジリ

エンスも必要です。

🈺 やっぱり重圧すぎると潰れちゃいますからね……。

🈯 確かにそうですね。人によるし，決断の重さによるし，その人のコンディションにもよる。舵を任せつつも，後ろで隠れて見守るのがいいかもしれません。

── どうして攻撃

🈺 僕はよく，どうして攻撃をします。

🈯 「どうして」を繰り返すのですか？

🈺 そうです。「蘇生を中断しようと思います」という方針を打ち出したら，「どうして？」。説明させて，決断の根拠を探ります。そうして，どうしてどうしてを繰り返します。その決定根拠が甘かったり，説明困難であれば，決定する準備ができていないことになりますので，闇雲に決定させてもダメです。どうしてを突き詰めて，詰めが甘かったところが露呈したら，その部分を勉強してもう1回方針考えてみましょうか？　と促します。

🈯 大事ですね。Reflectionとなり，深い思考になりますし，知識も定着する。薬師寺先生のこのあたり指導法はすごいですが，どうやって体得を？

🈺 自分がそうしてほしいようにやっています (笑)。

🈯 おーすごい！
　でもそれに，みんなついてこれるんですね。いい研修医だなぁ。

🈺 責めるような聞き方をしないのがコツなんですかね。「ほぉーなるほど……。どこかに書いてあったの？」みたいなフランクな会話を心がけています。

🈯 それは大事です。そして高等な技術ですね。フランクって，簡単そうで難しい。

最終的なゴールは「患者さんのハッピー」

🈺 あと，最終的なゴールは患者さんのハッピーを考えることなので，そこは

見失わないように気をつけています。患者さんのハッピーのために，持てる知識と技術を総動員することが主治医感だと思うので。

志 本当に。患者さんのハッピーと両立してなんぼです。

薬 自分で考えさせると，拒否するような人っていますか？

志 「わからない……」となる人はいるんじゃないかと思います。

薬 うーん。わからないで終われてしまうと，「臨床をなんのためにやっているのかい？」ってなっちゃいますね……。

志 「何のために医師になったのか？」レベルで自問している人も最近増えたような。

薬 そこはしかし誘導してしまうかもしれない……。「患者さんのハッピーを考えるために医師になったんじゃないかい？ 他に理由あれば是非教えて―」って聞いちゃいます……。

志 誘導はある程度必要ですね。救急だったら特に。ただそんなみなさんも，伴走するとだんだん考えてくれます。褒め続けると。程度はあれ患者さんのハッピーを考えることはとてもいいです。

薬 ゴールを見失わず，どうやったら患者さんのためになるかを考えることが，普通に主治医感につながるのだと思います。

志 ですね。舵を取る研修医の先生を，いい距離で見守りたい。

後輩の指導方法

救急に興味のない研修医とどう接するか？

志賀　隆

1　その人の価値観を理解する

　　患者さんと医療者の関係と同様に，学習者と教育者の間にも「信頼できる人間関係」が必要です。それがなければ，学習者の学びは進んでいきません。そのためには，教育者の人柄が学習者に伝わらないといけませんし，学習者の背景や価値観，今後の目標をふまえて研修にのぞむことも大事であると考えています。

　　そこで，私は差し支えない範囲で学習者である研修医や学生さんの，

- ・出身の県
- ・学生時代の活動
- ・ご両親のお仕事
- ・今興味のあること
- ・将来考えている専門科

などを伺うようにしています。

2　赤い糸

　　研修医の先生の人物像を自分なりにある程度把握できたら，ARCSモデル（表1）にしたがって診療をすすめます。

　　たとえば，眼科志望のT先生にはこんな感じです。

　　「T先生は眼科志望だよね。眼科の患者さんで病棟に入院している患者さんは高齢の方が多いよね（A）。高齢の患者さんは病棟でも高血圧が問題になることが多いのではないかと思います。次の患者さんは

表1 ● ARCS モデル

(A) Attention　注意を惹く
(R) Relevance　関係性を示す
(C) Confidence　自信を持たせる
(S) Satisfaction　満足を得てもらう

血圧が高くて調子がわるいそうです。T先生が将来病棟で対応する患者さんと繋がりますね(R)。この高血圧の患者さんでは，頭痛，胸痛など症状があるかが大事ですよね。このチェックポイントを気にしながらやってみましょう(C)」。そして診察が終わってよい点があればすかさず褒める(S)。

　このように1人ひとり個別化してモチベーションを喚起し，成功体験をしてもらうことによって，指導する側の救急医も教育者としての喜びが増します。学習者の先生も救急のローテーションがよい思い出になり，将来救急医に対して協力的になってもらえる可能性が高いです。中には，「救急医になりたい！」と思う方もいるかもしれません。福井大学の寺澤秀一名誉教授流の「赤糸」作戦ですね。

3　認知的不協和

　将来めざしている科や学習者のライフスタイルから，救急での研修に積極的になれない人もいるでしょう。そのような姿を指導医が感じたり，本人が明言したりした場合は難しいですよね。しかし，この世の終わりではありません。初期研修で救急はみんなが研修しないといけない内容であることは，学習者も理解しています。

　ですので，「どうせだったらお互いのためになるようにしよう！」「仕事の間だけでも熱心に学ぶ演技を！ 名男優，名女優になってもらえればそれでいいから！」と学習者と指導医で約束をして，勤務時間内はお互いに努力する契約を結びます。

　医師は，根が真面目で勤勉な人が多いので，この学びの契約と熱心

に学ぶ演技を続けてもらい，さらに指導医が研修医を褒めていきます。すると，ローテーションの最後には「救急の研修が一番楽しかった」という人も増えてきます。

これは，ドラマで共演した俳優が仲良くなるのと一緒で，認知的不協和といわれ，人間は演じているペルソナに本来の人格が近寄っていくものなのです。

4 達成可能な目標を設定し褒める

忙しい救急外来で研修医の先生が戦力になってくれるには，心身ともに充実していることが大事です．ですので，「1日とても頑張ったけど翌日は疲れが残って働けない……」は避けないといけません．指導医は勤務時間内に研修医が食事をとれて，残業が少なくなるように，コンサルトの電話をかけたり，紹介状を手伝ったり研修医の負担を適宜とる必要があります．

そして，心が充実するように「今回は3針縫えた！ 次回はもう少し縫う長さを長くしよう！」などと無理ない目標を設定する必要があります．そして，ARCSモデルに沿って個別化しながら褒めていきましょう．

まとめ

成人は自分の未来に関連のある項目でないと学びがすすみません．なので，関連性を見出し，辛すぎない課題に臨んでもらいましょう！ そして最後に褒める！ こうしていれば先生方の部門は人気部門になることは間違いありません（笑）

参考文献

- Hu A, et al：Laryngoscope. 2016；126 Suppl 6：S5-S13.

志賀先生＆薬師寺先生 ＞ 本音トーク

やる気のない研修医，どう思う？

志 昔はよく萎えてました！

今は偏っていますが，出身地，大学，部活や大学時代の活動，ご両親の職業，将来の進みたい方向性を学生さんや研修医から聞いています。そして救急で何をしたい？　も聞いています。

短いブリーフィング→診療→デブリーフィング，褒める！　の繰り返し。

薬 実は僕はそういう研修医を見たことがないのです。岸徳に研修に来ていた人は救急したい人ばかりでしたから。セレクションバイアスがとんでもない(笑)。

志 なんとー！　いいなー。そういう病院で働きたい……。

薬 よく言われるのです。ソチラの研修医はみんな最初からやる気あるでしょ？って。

問題は「救急にはできるだけ関わりたくないという人」ですよね。義務だからしゃーなしに来てます的な……。　どうにもやる気ない人っていましたか？

志 いますよー。1シフト2人しか診ないとかだと寂しくなります。

薬 1シフトに2人……！？　なんというコストパフォーマンスの悪さ……。でも教育と思って割り切るしかないところですかね。

志 そうですねー。あと，患者さんが待っているのに，臨床を最小限にしてとにかく電子カルテにむかって大作のカルテを熱心に書いている人。

薬 カルテ書いてくれるなら，まぁOKですかね……。カルテの修正しながら，救急での思考を身につけてもらったり……。

志 カルテの書き方についても，ブリーフィングをするようにしています。あと，「15分で」とかある程度時間を区切って書いてもらっています。

薬 時間か……確かに。簡略化したカルテを提示したり，プレゼンを時間区切ってやってもらったりすることはありますが，カルテ記載を時間区切ってやらせることはなかったです。

志 研修医の先生が次の患者さんにいけるように，最後のまとめのあれこれの作業は私が代行してしまうようにしています。入院依頼するときに，カルテが……となるので，大事な意思決定の部分は私が書き上げてしまい，それ以外を時間制限ありでカルテ書き。そうすると何例か患者さんをみられて満足感がでるので。

薬 いかに「できた（成功体験）」を提供するかですね。
達成可能な目標設定と，達成してもらうことと，業務，全部やらなければならないのがトップの辛いところですね

志 ほんと大変ですねー，トップは。でも一緒に働いてくれる仲間は誰であれ貴重でしかない。どんなシフトにも，どんな研修医にも，いい瞬間やいいところがあります。今はいいとこ探しが楽しいです。

薬 楽しい瞬間を砂金採りのように拾ってあげることを心がけます。

志 砂金採り，大事です。その結果，怒りにくくなり，人望がふえて，まさに情けは人のためならずです。

薬 それはその通り。数カ月後には立派な戦力になっていることも多いですから。

モチベーションをあげる秘密の一言

志 研修医のモチベーションあげる秘密の一言とかありますか？

薬 研修医のモチベーションを上げる秘密の一言……。
「先生いてくれたから助けられたよ！」ですかね。
手技とか，診断過程での意見とかでも，予後改善に直接寄与する重要な行動があったら「超ファインプレーや！」と褒め称えます。

志 使わせていただきます！

薬　「当たり前」のレベルが高すぎると，殺伐とするので。褒め言葉を多数持つことが大事かと思っています。パーフェクトだの，マーヴェラスだの，グレートだの，ジーニアスだの。言いすぎると褒め言葉の価値は下がるかもしれませんが，少なくとも嫌な空気にはなりませんので。

志　すごい！ アメリカン！ 使うぞー。

後輩の指導方法

英語が苦手な後輩に対して，英語論文への苦手意識を払拭するのに工夫していること

志賀　隆

英語論文を書き上げるのってとても大変ですよね。学会発表まではなんとか到達しても，そこからなかなか論文にいたらないということは私の部下の先生にもよくあります。私自身もそうならないように自分を日々戒めています。

1 経験者と一緒にやることが大事

英語論文を書く際によく勧められるのは，英語論文を2～3本書いたことのある医師と一緒に書くということです。論文を書くには，ステップが必要なのですが，書いたことのないメンバーで集まっていてもなかなか効率よく進めないことが多いのが，その理由です。

私が部下と一緒に研究をする際には「論文を書き上げる期限を決める」という方法をとります。よくやるのが，現実的なタイミングでどの学会で発表するか？　というのを先に決める，ということです。学会の抄録の登録までに解析を済ませないといけないので，ある程度お尻に火が付きます。そして，実際の学会発表までには，ただ発表のためのスライドをつくって満足するのではなく，「論文をなるべく書き上げること」をめざすのです。

2 研究をすすめて論文を書くには

はじめの一歩は？

お尻を決めて挑戦することはわかっても，実際何からはじめたらいいのか？　というのは残りますよね。以下は私のよくやるステップです。

- まず，研究をしたいという部下とミーティングをします。
- 部下の興味のある研究分野をディスカッションしながら見つけていきます。
- 研究分野がある程度明らかになってきたら，クリニカルクエスチョンをいくつか考えています。

その際には皆さんご存知のPICO（表1）を意識していきます。クリニカルクエスチョンをどうやってつくるか？　初期のフェーズで最も大事なところです。ここで方向性を誤ってしまうと後から修正しようとしてもどうしてもうまくいきません。

最終的に，「救急レジデントは救急の専門医と比べて調査票にてプロフェッショナリズムの評価をした際に劣っているかどうか？」といった仮説（クリニカルクエスチョン）を考えるのが大事になります。

クエスチョンが固まってきたら専攻文献を調べる必要があります。
- 過去にどのような研究がおこなわれてきたか？
- サンプルサイズはどれくらいであったか？
- 今回のクエスチョンに新規性はあるか？

などはとても大事な検討点になります。これらを検討せずに進んでいくと最後になって，「もう同じ研究がおこなわれていた」「検証したい仮説と手元にあるデータセットが合わなかった」「サンプルサイズが足りなかった」など後戻りのできない状況に陥ってしまいます。

表1 ▪ PICO

P（Patient）患者	どんな患者が？
I（Intervention）介入	ある治療や検査などを受けた場合は？
C（Comparison）比較	別の治療や検査などを受けた場合と比べて？
O（Outcome）アウトカム	どんな結果か？

データセットはどうするか？

　論文執筆経験のある医師は「データセットを持っている」「どのようにデータセットを作ったらいいかわかっている」「非現実的なデータセット作成については疑問を投げかけられる」という強みを持っています。大規模なデータセットを使う場合には，既にそのデータセットを使用して研究したことがある医師とともに，論文作成することが大事になります。

　はじめは，単施設のデータを後ろ向きに集めることがおすすめです。カルテを拾ってデータをとることは結構大変なのですが，データセット作成の難しさや解析を考えた変数集めなど学ぶことが多いです。

　サンプルサイズが足りない！　と後でわかると悲しいものです。はじめに「クエスチョンに答えるためにはどれくらいサンプルが必要か？」と，先行研究を参考にして計算することがおすすめです。

統計解析はどうするか？

　私は無料統計ソフトであるEasy R（EZR）[http://www.jichi.ac.jp/saitama-sct/SaitamaHP.files/statmed.html] の使用をお勧めしています。メニューバーによる解析が可能で，初学者に優しい，わかりやすいソフトウエアです。日本語の解説本も複数出ています。

　込み合った解析となってきた場合には，似たような解析をしたことのある医師や統計家に，共同研究者として加わってもらったりしながら相談するのがよいと考えています。

論文執筆にすすめそうになったら？

　学会抄録をつくるころには，解析に使うデータセットが固まります。全体の患者数や最終の解析方法が決まって，メインの解析や感度分析が終わったところで論文を書けるフェーズとなることが多いです。

　私は，JEMNETという救急医を中心とした臨床研究のグループが

出している「JEMNet論文マニュアル」が非常に優れているので（無料ですし），部下の先生に必ずダウンロードして読んでもらっています。[http://jemnet.asia/wp/?page_id=84]

「表はエクセルで作った方がいい」「Table 1は基本属性に使う」「Discussionの1段落目は結果のまとめを書く」など論文作成の際の順番や作法などが微に入り細にわたって記載してある必携の資料です。

投稿にあたり

Editorにむけてカバーレターを書く必要があります。施設のレターヘッドにどのような仮説で解析し，どのような結果が出たのか？をわかりやすくまとめます。このカバーレターの書き方も先述の「JEMNet論文マニュアル」に丁寧に書いてあるのでぜひご参照を。

目標の雑誌にいきなり初投稿でアクセプト！　という幸運もあるかもしれませんが，大抵はそううまくいきません。不採用となるととっても落ち込みますが，コメントを客観的に見直して次の投稿に生かす必要があります。大抵3〜4回で妥協しながらどこかの雑誌に投稿を終えるということが多いでしょう。とにかく「打たれ強く続けていく」ということが求められます。そのため，自分ひとりで頑張るというよりは「ペース配分を考えてくれる」「落ち込んだときに励ましてくれる」「難題にあたったときに一緒に解決してくれる」メンターと一緒に論文を作成することがおすすめです。

3 英語特有

どうしても英語が苦手な先生は，下記のようにするのはいかがでしょう。

①日本語で書き始める

その際に仮説と解析があっているか？　結果と議論がかみ合ってい

るか？　文献的考察は十分かなどをあらかじめ確認します。日本語で論理性や展開がわかりにくいものは英語でもうまくいきません。

②Webを駆使する

　①で推敲した内容をGoogle翻訳などにかけます。そしてGrammarlyなどの文法チェックサービスにかけます。

③共著者と確認する

　共著者と論文内容と英語表現を確認します。英語論文を書いたことがないと「日本語英語」であるかどうかがわかりません。

④英文校正

　最終的には英文校正サービスにかけて確認します。

まとめ

とにかくどこかの段階で止まってしまうことが問題です。まずは日本語でもいいので，たたき台をつくるところからのスタートがベストです。

志賀先生&薬師寺先生 本音トーク

そもそものモチベーション

薬 英語でやりたい人はほっといてもなんとかなると思いますが，そうではない人にどうやって火をつけるかって難しいですよね。やる気があればきっかけはいくらでも見つけられますし，先輩も見つけられますから……。

志 優秀な人は勝手に進んでいきますね。やる気がないと，ほんと難しい。私は別項で話した嫉妬戦法（☞p138参照）ですね。

薬 個人的には日本語論文を査読誌に通したことがなく，英文だけなのです……。

志 英文誌だけっていうのもすごいですね。

薬 これはボスの一言が素晴らしかったですね，本当に。
「薬師寺先生が中国語の論文を1本でも読んだことあるなら日本語で書いたらいいよ」。

志 お一名言！ 心に響く！

薬 多くの人に読んでもらいたいという気持ちが湧きました。こういうやり方すごいですよね。

志 私もその言葉，使わせて下さい！ 素晴らしい指導者ですね。薬師寺先生の実力をみてのことと思いますが……。
ハードルが高すぎると挑戦しない人もいるので，日本語なら……とか症例報告なら……という人はそこからでもいいのかもしれません。モチベーションと能力があれば英文ですね。さきほどの名言を使って。

薬 いや……ハードルというより，多分，「やったことがないからできない」と思っているだけで，実はそこまで大変ではないというのが正直な感想でした。むしろ英語のほうが論理展開がシンプルですし。

志 あ，確かにそうですね。

40 　後輩の指導方法

薬 EMAllianceで「LETTERからやってみる」というチャレンジをオススメして
いて，いいなぁと思いました。

志 いいですね。第一歩が大事。

薬 短文で論理展開を構成して英語で文章を書くということをとりあえずやっ
て，投稿の作法を学ぶと，次につながりますものね。僕はcase reportが最
初でしたが，大変勉強になりました。

志 間違いない。私もcase reportが最初ですね。

薬 意外と日本語で論文を書くより通りやすいよ，とアドバイスもらいました
が，今となってはそうかもなと思います。日本語だと，いろいろ細かいツッ
コミが来たりするものですから……本筋に影響のないような……。あと，
いろいろ蛇足的なことを書いてしまいがちですしね，日本語だと。使いな
れた言語だけに。

志 確かに。英語だと所属とかまったくわからないでしょうからね。日本語だ
と「あの施設か！」などといろいろと思いが入る可能性ってあるかなって。

人にやる気をださせるには

薬 僕はまだ自分に手一杯で人に書かせるレベルではないですけどね……。

志 私もまだまだです。徐々に成長できる領域ですよね。

薬 「書かせた論文数」って本当に誇れる数だと思います。ある程度の強制力も
必要かもしれませんが，そこまで人にやる気を与えられるってすごい。僕
は良いボスに恵まれたのと，JEMNetの長谷川先生や後藤先生など良い先
輩に恵まれました。

志 一緒に科学に貢献できる仲間を持つのはいいですよね。それに，論文を書
くうえで，英語や表現を直してくれる，相談できる仲間がいることは大事
です。

あと，論文を書くのは大変だけど，科学に貢献できるのは最高。

薬 そうですね。日本語だとせいぜい1億分の何人か。英語だとより広く何

十億分の誰かに届きますものね。

僕も情熱的に指導したいです。まずは自分がどんどん英語論文書かなくては……。

（志）ですねー。自分の指導した論文を米国のレジデントがTweetしていると最高だなって思います！

（薬）自分の論文が引用されたりしているとウォォってなりますよね！

（志）引用いいですよね。Research gateはヤル気のもとになりますね。

（薬）自分のボスが世界の○○だと部下もうれしいと思います。

（志）ですね！　論文書きましょう！

（薬）はい（諭されてしまった……）。

（志）いや，お互いにってことです（笑）。

他院・他科・他職種との関わり

他科との攻防

志賀　隆

　忙しい土曜日の夜，救急レジデントの志賀先生は右下腹部痛にて来院した17歳の女性の超音波所見から急性虫垂炎と診断し，外科レジデントのA先生にコンサルトをした。

Ⓐ「志賀先生！　どうして造影CTを取らないんですか？　前にも何度も言っているではないですか？　腹痛患者のコンサルト前に造影CTって！」

志「外科部長のB先生は超音波で良いといっていたのに……」

1 部門と部門で合意すること

　救急科は歴史ある専門科であり専門医もあります。ただ，救急部門の歴史が浅い病院では，「他の専門科の意見＞救急科の意見」という雰囲気がよくみられます。しかし，本来は科の優劣ではなくエビデンスや医療安全の視点が重要なのでこの点を忘れずに話し合うようにしましょう。

　また，個人個人の意見の相違でその都度衝突することは生産的ではありません。そのため，できるだけエビデンスに則って「部門－部門」で合意することが大事です。時に，十分なエビデンスがないこともあります。そんなときは，①医療安全の観点，②論理性，③現実性，④実際の症例などに基づいて合意を作成することが必要になります。

2 文書を残すこと

　「部門－部門」で合意したとしても，その記録がなければ，個人の記

憶に基づいて都度対応することになってしまいます。ぜひ文書に残しましょう。

　文書を作成するときには"コツ"があり闇雲につくるわけではありません。具体的には「日付，部門名，責任者名，文書名，目的，手順，改訂情報」をつけるのが基本です。そして，文書は紙ベースで保存するだけではなく，イントラネットに保存するようにし，「いつでも，どこでも，検索可能」とすることが望ましいです。

3　信頼関係が最も大事！

　救急科と他の科がより良い地域医療に向けてコラボすることが，患者さん，ご家族，病院，地域にとって理想的です。そのために，

　　各科の
- 時間外の救急受診患者さん
- 時間外の新規入院
- 入院患者さんに院内急変

などに対応することで「救急科→他の科」というお願いばかりでなく「他の科→救急科」というお願いが存在することで"お互い様の関係"が生まれ円滑な部門同士の連携が生まれます。

　他には合同カンファレンスを行い，症例を通じてエビデンスや豊富な経験に基づいて議論になる事例を検討していくことで互いの理解が生じ，部門間の合意が形成されていきます。

　また，「内科−救急ミーティング」「外科−救急ミーティング」などの定期的な部門間の指導医間のミーティングを行うこともおすすめします。「単純接触効果」とよばれる心理学の用語もあり，よく会っている人に陰性の感情は抱きにくいものです。

　私個人としては，自部門はもちろんですが，院内ですれ違う他部門の医師に「いつもありがとうございます」「先日の患者さんはどうなりましたか？」などといって1分程度の会話を持つようにしています。

他院・他科・他職種との関わり

まとめ

大原則，他科は同じ院内の仲間！ 信頼を勝ち取るのが大事！ 米国でも救急と内科など多くの部門とのコラボの必要性が議論されています．定期的ミーティングや共同でのプロトコルを作成することが重要！

参考文献

- Pollack CV Jr, et al：Am J Med. 2012；125(8)：826. e1-6.

志賀先生&薬師寺先生 本音トーク

部門の合意をとるタイミングは？

薬　部門と部門の合意はどんなタイミングがよいのでしょうか？

志　理想は立ち上げ時からです．内科，外科，循環器，ICU，小児科，整形外科，脳外科などと病院開始前から始めます．合意文書をつくったことのない部門の人が多いので，救急が先んじて文書をつくり，メールや対面で仕上げます．そうすると，自然と大方救急のペースになります．

薬　病院そのものが新しくできるタイミングであれば，みんな新しく決められていいですね！ 文書をつくるというのは，○○のときは○○する……みたいな具体的なものですか？

志　はい．それと，立ち上げでないときには部門同士や医師同士でいがみあったときがチャンス！ あとはガイドライン変更時．

🔵薬 問題が生じたときやガイドライン変更時はいいですね。脳梗塞の時の血圧をどうするかとか，カテーテルのタイミングとか大事ですよね。プロトコルを他科と一緒につくっていくというのは非常に有効な手段ですね！

こういうのを文書，イントラネットで共有するということですね。

── 文書，イントラネットで共有

🔵志 そうです！　部門の責任者の名前と日付をいれておくことが大事。局地戦でいざこざがおきたら，その文書を見てもらう。「先生の意見は部門の意見？それとも個人の意見？」と聞くと大体収まります。

🔵薬 入院診療科が決めにくかったりするときのルールなんかも明記しておくことが大事かもしれませんね……。部門の意見か個人の意見かって，大事な視点です。

🔵志 そういうのは大事です。「頭と骨の問題のある患者さんがどこに入院するか？」とか，2つの部門で争う場合には，そちらで決めてもらって結構だから結論を教えてと離れます。文書の論理性とエビデンスが重視されて，いざこざは減ります。分野によっては何度もアップデートすることが大事です！

🔵薬 この文書については文書管理係みたいに部門で役割を与えていますか？

🔵志 A先生は内科とICU，B先生は外傷と外科，C先生は小児と産婦人……みたいに，臨床と研究の強みを1人ひとりの救急医にもってもらいます。その分野の研究や執筆も優先的に。

🔵薬 なるほど。具体的でわかりやすいです。やる気も出るでしょうし。ただ，人数が少ないと誰かに負担がいきそうですが，いかがでしょうか。

🔵志 2～3人しかいないときには文書の質をおとすのがお勧めですね。

🔵薬 大事なこと，ポイントに絞るとかですか？

🔵志 そうです。帰宅指示書とかもポイントを絞ってつくる。一番だめなのは「文書をつくらず，同じ問題がずっとつづく」こと。はじめは3行くらいでいいよって伝えています。

🔵薬 3行！？　具体的にどんなのか示せますか？

志 たとえば，腹痛患者の帰宅指示書の例です。

【おなかの痛い方へ】

・痛みが強くなったり，移動（右下）になったら再度来て下さい。

・吐いたものや便に血が混じったり黒くなったら来て下さい。

・水分とれない，歩行できないなどがあれば来て下さい。

こんな感じですかね？　乱暴ですけど，ないよりはあったほうが……。

薬 再受診の指示も一定していたほうがいいですものね……。勉強になります。

志 0を1にする生みの苦しみがやはり一番で，たたき台ができると進むかと。

薬 やり始めると必然的に他科と関わらなくてはならなくなりますから，とにかくやることですね。批判上等で3行プロトコル，いいですね。始めようかな……。コンセンサスを作ろうという気持ちが大事だと認識しました。

そもそも信頼関係を深めるには？

── 必殺 返報性の原理

薬 本文に“お互い様の関係”（☞p44参照）とあります。岸徳では病棟を見ていたので，比較的他科からのお願いを受けることが多いのですが，これをそもそも「あたりまえ」と思っている人や，面と向かって言ってくる人もいます。そういう人とは信頼関係が生まれにくいような気がします。

志 そうなんですねー。そういう人には，「必殺 返報性の原理」。「先生，先日は○○ありがとうございました。ところで僭越ですが，昨晩▲▲さんの対応をさせていただきました。差し出がましくすいません。貴重な機会をありがとうございました」とか言うんです。

こっちは時間外の対応をして，本来なら「ありがとう！」をもらう側なのに，さらにありがとうと言う。そうすると，頭のいい人なら，自分が馬鹿だと気付きます。半年くらいですかね……。「ありがとうありがとう」と言うと返ってくる，返報性の原理。

薬 まず半年ですね。変化を急がないというのも大事なスキルですね。もう明

他科との攻防　　**47**

日から「ありがとうありがとう」を繰り返します。

（志）「ありがとう」と言うのはこちらのほうが多いですけど，それを気にしなければ人を動かすための無料の魔法です。あと，飴をくばってます。医師にも看護師にも技師にも。

（薬）大阪のおばちゃんですか（笑）。

（志）そうです。怒っている人には冷たくて甘いジュースを差し入れます。不定期で。あとは出張のときに，最近入院をとってくれた科にお土産ちょこっと。すべて自分のため。情けは人のためならず。大阪のおばちゃんですね。

（薬）とにかくありがとうと，飴ですね。病棟フリーの状態でどのようにWin-Winの関係を築くかは，課題としている病院が多いのではないかと思います。以前院長から言われましたからね。「時間外外来なんかそもそも本来的に救急部でみて当然やないか？」と……。

（志）そういうときは，「院長先生に褒めてもらえると元気がでるのに……そんなこと言われたらさみしいな，院長先生に褒めてもらいたいなー」なんて言いますね。こっちがちょっとでも褒めてもらったら「院長先生すてきです！」。そのあと院長褒め殺し。飴も運んで院長転がし。

（薬）上手な甘え方ですね。褒め殺し攻撃，ありがとうの波状攻撃。

（志）ただ，救急を馬鹿にするとか，患者さんを無視したときには，武闘派として戦います。「あなたの行動と発言を繰り返しますと……病院の理念に反して，断れとか安全を無視しろといっているようですが，これは必ず院長や幹部に報告しますけど……大丈夫ですかね。心配だな」みたいに。

（薬）患者さんを無視するというのは誰のためにもなりませんからね。でも，患者さんを盾にするといったら言葉が悪いですが，「患者さんのためになりません」と言って，それでも意見を曲げないとしたらよっぽどですよね。

（志）そういう人もいますね……。そういう部門を相手にしたらその患者さんは転院してもらって翌朝報告。

（薬）病院全体の方針の話になるので，それこそ救急部門立ち上げのときの話になりますよね……。これも道が見えた気がします。

── 笑顔と世間話と飴

志 薬師寺先生の，他部門とうまくいったエピソード教えて下さい。

薬 自分が教えた研修医が他科に増えてきたら，自然とうまくいくようになりました。

志 それは大事ですね。もっとも有効。

薬 あとは，お願いは基本的に断らないようにしています。そんなことか！ 遠慮するなよ！ という感じで受けます。

ただ……こないだ緊急手術が入ったときに，麻酔科が捕まらないから麻酔に入って，術後ICUから出るまでの管理をお願いされたときには，多少ひきつりながらOKしました。

志 おぉ……それは大変だ……立派ですね。

薬 夜間にもうひとりスタッフがいてくれたので成り立った綱渡りでした……。こうした戦いを一緒にしていくと自然と仲良くなれるものだと思います。

志 「修羅場をいっしょに」は大事ですね！ でもまずは病院全体で体制をつくる，すこしでもゆとりを持った配置を，ですね！ あとは研修医を育てるのが一番の道。それと，懇親会もですかね。

薬 懇親会……。懇親会の時間をとるのが大変なのです……。でも，他科との飲み会なんかも大事ですよね。

志 そういうときは，なるべく，職場の時間だけでも仲良くしてます。あとは病院行事では一生懸命「ありがとう」を言っています。救急のレジデントが他科研修するとよかったりしますね。

薬 職場だけでは見えなかった趣味の話から仲良くなって，いろいろ相談しやすくなったりしたので，こういう利点を生かしつつ，病院内での活動でしっかり親交を深めるのがいいですね。レジデントの他科研修もそうですし。ガラパゴス化しかけた文化を，瓦解させるにも有効な手段となりえます。

志 そうですね。短時間でも結構仲良くなれるもんだなーって，最近思います。笑顔と世間話と飴ですね。

他科との攻防　49

他院・他科・他職種との関わり

院外での振る舞い方

志賀　隆

1 会合に行く前に

　部門長や管理職になると，院外の会合に行く必要があります。忙しい仕事を抜けて参加したり，仕事のあとの会議になったりします。正直気持ちが盛り上がらない……なんていうときは，私もあります。

　その際にお勧めなのは，事前もしくは会場についた際に，以下の3点をすることです。

- 会合の自分にとっての文脈と意味を確認する
- 参加者についてチョコっとリサーチをする
- 今回の会合で達成したい目標を定める

　また，会議の前に少し時間があったら，短い自己紹介を何人かの出席者にしておくと，会議の際に，発言にサポートをもらえたり，良い意見をもらえる可能性が高まります。

2 謙虚さほどの武器はない

　大抵の場合，新米管理職は地域で知られている可能性は少ないです。たとえ知られていたとしても，謙虚な人は好かれます。炎上しにくく好意的に受け取られやすいのは謙虚な人だ，という研究もあります。

　私は個人的に「挨拶の回数と角度，そして時間」を大事にしてます。たとえば，「ご高名な○○先生にお目にかかれて光栄です」と言葉では言っていても，挨拶が浅かったり，短い場合には「おや？」となるで

しょう。ボディーランゲージに本心が現れるため、「角度を深く，時間を長く」と意識しながら挨拶をしていきます。

挨拶は「無料で時間も短く効果も抜群」なのですが，それをよく認識していないと，意外とうまくできなかったりします。医学部の授業や研修では，「どのように自己紹介や挨拶をしたらいいのか」については教えてもらえません。教えてもらえないので，自分で意識しましょう。

3 名刺は最高のネットワーキングのツール

すべての場合にできるわけではないですが，名刺をいただいた際には「相手のすばらしい点を想起し称える」「共通の知己について話す」「自分と何か共通点について述べる」などが大事になります。

そして，翌日に「昨日ご挨拶した□□病院の○○です。△△などのお話をさせていただき光栄でした。今後ともご指導何卒よろしくお願い申し上げます」と短いですが，型どおりでない部分を含めてメールをします。名刺をいただいた後にフォローのメールをする医師はあまり多くないので，このようなメールにたとえ返信はなくても，好意的に受け取られる可能性があるでしょう。さらに，次回あったときに「先日はありがとうございました」と追加すると，「○○先生はいい人物だ」という評価につながる可能性が高いと思われます。

「あの人に何かを頼みたい！」「あの人なら大丈夫だ！」という判断は，無意識にしろ意識的にしろ，考えている本人の頭の中に「印象よく，強く記憶されているか？」にかかっているところもあるので，一期一会で大事にされることをお勧めします。

院外での振る舞い方　51

まとめ

院外でのネットワーキング時には自身が病院の代表であるつもりで頑張ろう。笑顔・明るく/謙虚な姿勢で挨拶しましょう。名刺を交換しお礼のメールを忘れずに！

参考文献

・D・カーネギー：人を動かす. 創元社, 2016.

志賀先生＆薬師寺先生 本音トーク

名刺とインタビューリンク

薬 名刺をもらった後のメール……。してないです。

志 私もすべての方にはできません……。

薬 自分が目立つことしか考えていませんでした。お恥ずかしい。結果, いかにして記憶に残るかということに特化した名刺ができ上がりました。

志 目立つ名刺は大事ですよね！ 私も, 職場用ともう1個もっています。最近, 許していただける方とはSNSでつながって,「日付・イベント名・相手の特徴」のキーワードをいれて, 自分のインタビューのリンクを送っています。

薬 インタビューのリンクとは？

志 こういう感じの[https://qqka-senmoni.com/4943]。

薬 なるほど。こういうときに僕の記事を持ってくるあたり流石です（笑）。

志 褒められてうれしい（笑）。

ネットワークを財産にしていくのって大変ですよね。結局メールとかしても，脳に記憶されていないと難しいから。人間が生理的に覚えられるのは200名くらいらしいです [https://gigazine.net/news/20150928-people-relationships/]。

病院外の人の前での対応

── 年上の部門長や他病院のトップ

薬 院外での振る舞い方について伺いたかったことが。先生はだいぶ若くして部門長になられました。他部署の長や他病院のトップと話す機会も多かったと思います。そんなときに，下にみられて話がうまくいかなかったり，若者だと思って取り合ってもらえなかったりということはなかったでしょうか？

志 よくありましたー。

「持ち上げて気持ちよくなっていただいたら，患者さん送ってくださるかしら」と思って，ゲーム感覚でやっていたら，下にみられつつも実をとる（症例が集まる）ことができるようになりました。「受け止めて否定しない，こいつは子分だ，仲間だ」と多くの人に思っていただけたら勝ちというゲーム感覚です。

数年して診療実績がたまったときには，下から目線だけど主張するようにしました！

薬 どう思われるかよりも実績というわけですね。それで少しずつ信頼を勝ち取っていく感じですかね。下から目線での主張をぜひ具体的に教えて下さい！

志 「先生の御高名はかねがね……」，さらに「本日ついにお目にかかれて大変光栄です！」って言ってその場で盛り上がってメールもしたら，大抵「あいつ

院外での振る舞い方　53

はいいやつだ」となるかなと。

いつも使える「御高名な……」みたいフレーズと，その人ならではのキーワードをいれて悪い気になる人は少ないかと思います。

🟦薬 後からメールって本当に大事ですね。確かにメールきたらうれしいですもんね。「御高名をかねがね……」とか言いつつ何やってる人かまったく知らなかったら失礼なやつなので，院外の人たちに興味を持つことが大事かなと思いました。

🟦志 そうですね。深掘りでなくていいと思います。ちょっとした褒めのキーワードでOK。

—— 学会にて

🟦薬 あと，学会とかで話しかけられて，「ウオォォぉこの人誰だっけ！？」となることがよくあります……。恥ずかしながら。どうしたらいいですかね……。そういうときはどのように切り抜けてきましたか？

🟦志 お久しぶりです！……って学会でなるとき困ります。ホント。

🟦薬 これが友達や後輩的な感じだったら問題ないのですが，教授みたいな偉い人だとエラいことになります……。

🟦志 「その後お元気ですか？」として，キーワードが出てくるまで待って，キーワードが出たら一生懸命つなげるように脳をフル稼働ですかね。

🟦薬 対応がまったく同じだったので安心しました(笑)。

🟦志 よかったー。

ネットワーキング

🟦志 薬師寺先生のネットワーキングでの工夫知りたいです。

🟦薬 僕のネットワーキングでの工夫とか何もないですよ(笑)。

自分が知らないことや，その人が話したそうなところを引き出しにいくように心がけています。

54　　他院・他科・他職種との関わり

志 それってとっても大事ですね！ 興味をもって話しを聞いてくれる人や相手の気持ちを考えながら聞いてくれる人とは仲良くなれる。

薬 話が合わなかったら，勉強して次の機会には話を合わせたいなと思いますが，次の機会がないことも多いので……。引き出しをたくさん持っておくことは重要かなと思います。

だいたい，お話をしているとその界隈で高名な方の名前が出てくることが多いので，その名前を検索してどんな研究しているかとか調べることが多いです。相手がトイレに行った隙とかに（笑）。

志 トイレ！ 確かにその場で調べるの大事ですね（笑）。自分の専門以外のところも興味をもつことが大事ですね。

薬 ただしそれだと開業医さんとかの活躍は見えにくいので，開業医さんとお話しするときは普段どんな思いで診療して，どんなときに協力できるのかというポジションで話を聞くことが多いです。

志 おー，深い。開業の先生方の診療姿勢から学ぶこと多いですよね。

薬 顔が見えると連携取りやすいですからね。

志 顔がみえて，いい関係ですね。

院外での振る舞い方　55

他院・他科・他職種との関わり

他科とのコラボレーションのためには何が必要か？

志賀　隆

1 こんな経験ありませんか？

「いいですよね……救急は受けるだけ受けておいて……」「こちらの都合も知らずに……」「なんでもっと早く呼ばないんだ！」

これらの言葉は救急で働く医師・看護師・医療スタッフなら必ず経験したことのある言葉ではないかと思います。若いころの私は，思わず，「そんなこといっても先生のかかりつけの患者さんじゃないですか！」「救急からの手術症例がなくなったらだいぶ手術件数減りますよ！」などと思っていたものでした（たまに発言もしてしまい炎上しました）。

理想としては「持ちつ持たれつの関係」をめざしたいところです。ただ実際は，どうしても救急からは一方通行になりがちです。では，あきらめるのか？　いえ，救急部門が他の部門から感謝されることは多々あります。

たとえば，夜間に大腿骨頸部骨折の患者さんの診断がついた場合のことを考えてみましょう。もし，救急と整形外科の間に夜間対応に関する合意事項がなかった場合には，「どうしてやっと家に帰ったのに，もう一度戻らないといけないのか？」「朝病院にきたら，救急に待ち時間があったのに検査が進んでいない患者さんが！」などの整形外科とのトラブルが予想されます。

救急医にしてみると，夜のものすごい忙しさの中でやっと診断をつけて説明して，朝を迎えたところでした。なのに「くたくたのところ

56　他院・他科・他職種との関わり

に冷たい言葉を浴びせられて……悲しくなった！」ということもあるでしょう。

2　互いの文化を理解する

　外科系の医師は，手術と外来で日中は息をつく暇もないという状況であることも多いです。そんな中，「外来や手術を中断して救急外来にいかないといけない」という状況にイラっとすることは想像に難くありません。自主性があり，自分のペースで仕事を進められることは，多くの労働者の満足度の源だからです。ですので，相手の状況を理解しつつ以下のような対策をするのはいかがでしょうか？

- 入院時オーダーのセットを協同で作成する。
- 入院時検査のセットを，電子カルテで協同で作成する。
- 頸部骨折や圧迫骨折など，よくある疾患の入院時の標準説明書を協同で作成する。

　このように部門と部門で合意文書を作り，電子カルテを利用してセットをつくっておくと互いの連携は効率的かつ円滑になります。

3　相手の状況を慮るようにする

　救急で患者さんの診療をしていると「やむをえず手術中の外科医に連絡をしないといけない場合」があります。そのような場合には私は次の3つの点を心がけています。

- 重要な局面を妨げないように手術室の看護師にメモを依頼してタイミングの良いときに伝えてもらう。
- なるべく外科医が難しい判断をしなくてよいように内容をYesかNoの二者択一などのように単純化する。
- 手術中の外科医がそのまま手術を継続できるような計画を立てる。

たとえば，被殻出血の70代女性が救急外来にいて，脳外科に入院

が必要な状況を考えてみましょう。幸い，出血量や症状から緊急手術の適応ではないと考えられました。救急医で脳外科の病棟に連絡をして部屋を確保することも可能で，入院オーダーは脳外科と事前合意したセット展開で可能です。ただ，脳外科医はいま手術中のようです。

　この状況から手術室の看護師さんを経由して「70代の女性で●●から保存加療が可能と思われる方です。現在，降圧をしつつ入院時検査をしています。救急で代行と説明書に基づいた説明をして脳外科入院のオーダーをいれていいですか？」と90％以上の確率でYesとなる質問にします。そうすれば，脳外科医のチームは，入院していてかつ治療が進んでいる患者さんに，手術の後の自分のタイミングで診察・説明ができるようになるのです。

4 Win-Winのためにお互いの部門目標を確認する

　科によっては，「救急からの入院は辛いと思うことがあるものの手術・手技件数，入院件数などの実績のためにとても大事である」ということはよくあります。また，病院全体にとっても，現在の包括医療費支払い制度（DPC）の中で救急からの入院は，重要な実績であり経営目標です。

　ただ，現場レベルのやりとりだと，このあたりが意識されず感情的な対立となってしまうこともあります。普段から部門長同士が話し合い，互いの部門の目標としている数値目標を確認しておくことが大事です。場合によっては部門内のミーティングなどを行い，そこで部門長から救急対応の重要性を伝えてもらうことも大事でしょう。逆に，救急がある部門にとって重要度の低い患者さんを何度もお願いしているとしたら，それは確かにWin-Winから遠い状況です。はっきりと部門長同士で話し合い，場合によっては受け入れたのちに他院への転院を検討することも大事な選択です。

　救急と各部門の連携と良い関係は病院にとって最重要事項です。私

は医局で各部門の医師にすれ違った際には必ず感謝の気持ちを伝え，お願いした患者さんの経過を聞いています。「ただ，患者さんを押し付けてばかり」の救急部門ではなく，互いに尊敬しあえ，常に自己研鑽・自己学習を怠らない救急部門であれば，コレボレーションも自然と円滑に進むものではないか？　と考えて日々過ごしています。

まとめ

- 質の高い臨床とカルテ記載で実力を認めてもらう
- 互いの文化や価値観を理解する
- 相手の状況を慮って手伝う

を大事にすることが，臨床でのコラボレーションに必要かと思います。

参考文献

- Pollack CV Jr, et al：Am J Med. 2012；125(8)：826. e1-6.

志賀先生＆薬師寺先生 〈 本音トーク

線引きをつくっておく

志 薬師寺先生はコラボの恐るべき才能をお持ちで……。コツをぜひ。

薬 えぇ!? 気がついたら話しかけてもらって，あとは言われるがままにやっているだけなのでなんともかんともです……。お願いされたら「はーい」って言うことくらいじゃないですかね（笑）。

志 お願いされたら「はーい」は大事! 今日も「開放骨折の患者さんの処置と入院オーダーやってください」って言われて，「はーい」。患者さんのハッピーが一番ですね。

薬 どこまで救急部でやるかという線引きをしっかりこしらえることは，部門長の重要な役割ですね。その線引きが患者さんのためにならなければ，良かれと思ってやったことを責められることもあるかと思いますが，その都度，問題解決を公式にすることが大事なんですかね。

志 そうそう。病院によって違っていいですね。
救急医がいろいろと各科のかゆいところに対応できると，とっても喜ばれます。公式な問題解決。キーワードですね。

薬 ERだと病棟に上がってしまったら手が出しにくいので，どこまでしっかりERでやるかという点は重要ですね。

志 ERでできる限界もあるので，あれもこれもすべてやれは難しいですからね。個人vs個人だけでなく，部門vs部門で公式合意をしておきたい。友好条約みたいに。

誠実なリーダーとして

薬 逆に，外科などで「こっちでさせてくれ」みたいなことって多くないです

か？　整形外科であれば脱臼整復，外科であればトロッカー挿入など。

志 直近2つの病院では脱臼整復は「志賀先生やっておいてくれません？　時間ないので……」が多かったです。外科のトロッカーは確かにそうなので，外科のレジデントに救急の年次の下のレジデントが教えてもらうって形にしています。

薬 こっちもやりたいしやらせたいんだけどなー……みたいなところのバランスの取り方って意外と難しいような。おっしゃるように教育の機会にするというのはすばらしいですね。

志 ありますよねー。米国では脱臼整復は奪いあいでした。整形外科のレジデントとの人間関係を作ってコラボする。

薬 最後は人間関係ですよね（笑）。

志 ちょっとずれますが，外傷のリーダーは米国のときは「偶数日外傷外科，奇数日救急」って決めたりしていました。人間関係が得意でないレジデントのために，ある程度のシステムも必要ですよね。

薬 システムが作れればいいのですが，拒否されてしまうこともあると思うのです。たとえば，気難しい整形外科のトップで，「脱臼整復は救急ではやらせない！」みたいな感じになったらどうされます？

志 拒否されるシステムもありますね。うーん。そしたら，「整形でやるときに救急レジデントも一緒に入らせてね」としましょうかね。

薬 なるほど。見学からでも食い下がるわけですね。

志 そこはやはり地道に部門長がトライアンドエラーかと。誠実なリーダーとして。

薬 下手にでつつ，目的達成に着実に近づくのは大事な態度ですね。リーダー業は大変です……。

志 そうですね。あきらめない。誠実なリーダーは強いです。
見学から食い下がって質問を毎回していたら，個人レベルで雪解けますね。

薬 雪解けのシチュエーション作りまで！……誠実かぁ。常に誠実なら邪険にはされませんものね。

他科とのコラボレーションのためには何が必要か？　　61

🟦志 我々は誠実だから！ 医師としての成長，患者さんのハッピー，ここを核に話していたら，かならず信頼を勝ち取れます。

🟦薬 難しいけど，そこを見失わなければ辿り着けるような気がしてきました。

🟦志 あとは，褒めて，褒めて，褒めて。

🟦薬 敵もおだてる態度。

🟦志 ですねー。「学習するリーダー，学習する組織」と救急が思ってもらえたらいいのかなって。

🟦薬 お願いだから，将来敵対する人にこの部分読まれないでほしい（笑）。

🟦志 大丈夫です。理論でわかっていても，褒められたら気持ちいいから。

🟦薬 みんな人間（笑）。

🟦志 そうなんです。わたしも，「なべおたま」の講義のあとに，なべおたまされて気持ちよかった。

🟦薬 なるほど！

勉強になります！

おっしゃる通りです！

確かに！

またご指導お願いします！

他院・他科・他職種との関わり

他職種との関わり合い

薬師寺泰匡

　日々の臨床で必然的に他職種の方々と協力することになるのですが，それ以外の接点をいかに設けるかという点は，診療部を取りまとめる立場としては重要です。顔の見える関係はチーム医療を円滑にします。馴れ合いは必要ないと思いますが，同じ方向を向いて医療に向き合うことは必要なことです。

　それぞれの専門知識が過不足なく集約され，患者さんのアウトカム向上につなげたいところですが，アウトカムの共有や，方向性の共有のためにも，普段からお互いに接点をつくっておくと良いです。他職種との接点は大きく分けて2つあります。

1　業務に関係する時間で接する

　院内の各種委員会の仕事がこれに当たるかもしれません。たとえば僕の経歴で言えばnutrition support team（NST）委員会。医師のほか，歯科医師，看護師，歯科衛生士，管理栄養士，薬剤師，理学療法士，言語聴覚士など，様々な職種で構成されており，患者さんの栄養状態改善のために意見を出し合います。様々な職種から，様々な視点で忌憚のない意見が出ます。

　食事が進まない人がいたらNSTで回診に行き，みんなで原因を考えます。看護師は普段の摂食状況を報告し，医師は内科的な原因や治療の見通しを考え，歯科医師は口腔内環境や咀嚼機能を考え，言語聴覚士は実際の嚥下機能の評価や改善の見込みを提示し，理学療法士は運動量を上げられるか提案し，薬剤師は内服薬での悪影響や改善効果

他職種との関わり合い　　63

を指摘します。そして管理栄養士は適切な食形態を再提案し，歯科衛生士により口腔内環境の改善が行われ，みんなの意見を集約しながら患者さんの栄養状態改善に動いていくわけです。

　様々な視点からの意見が欲しいので，回診中はあえてHelpを申し出るような話しかけ方で，発言を促しています。何回も回診をしていると，チーム内で一定のコンセンサスが生まれ，委員会活動中以外にも気が付いた時に意見を言いやすくなるような気がしています。実際に，話しかけてくれる回数は増えたのではないかと思っています。

2 業務と半分関係する時間で接する

　これは，研究活動や学会活動，教育活動を想定しています。前述のNSTであれば，一緒に静脈経腸栄養学会学会に発表にいきますので，それぞれの発表内容をつくっていく中で意見を求められたりするので，接点ができます。共同作業で仲良くなる機会が得られるというわけです。学会では飲み会に行ったりして，個人的な親睦も深められます。たまに，何でその話を僕に言ってくるんだろうというようなことも相談されたりしますが，「どうして僕に聞いたの？」と尋ねると，「言いやすかったから」という答えが返ってくることもあります。多職種連携への第一歩はコミュニケーションの壁を取り払うことなので，とりあえずはそれでいいと思っています。

　そのほか僕は院内で日本救急医学会公認の蘇生講習会であるICLSコースを開催していましたが，こうした機会にも他職種の受講生がいたり，インストラクターでの参加があったりします。病棟で心停止が起こったときの動きでどんな改善点があるのか客観的に振り返ることができるほか，それぞれの職種の仕事上，どんなところに無駄が生じているかとか，さらにできることがないかといったことをじっくり振り返る時間になっています。

　また，さらに岸徳の救急部は毎朝研修医向けに勉強会をやっている

のですが，そこへ他職種の方に来ていただき，レクチャーをしてもらうこともあります。どういうレベルの成果をめざして他職種が仕事をしており，医師としてどのように指示を出したり，他職種スタッフからの意見集約をしたり，そしてフィードバックをしていけばよいかということを知ることができます。

まとめ

部門長には，多職種連携が円滑に進む環境づくりも求められます。院内で様々な職種が絡む活動を通して，その空気を醸成していくのが良いですね！

志賀先生＆薬師寺先生 ＞ 本音トーク

関わる機会

薬 他職種との関わりあいについて，日々の臨床以外に，委員会活動，学会，蘇生講習会や研修医カンファレンスなどの勉強会をあげました。志賀先生としては何か関わる機会として，これは！ というものはありますか？ 医師がリーダーシップをとることが多いと思うのですが，同じ立場や，他業種を立てるような時間があると非常に有用だと実感しております。

志 今だと，救急委員会と研修委員会ですね。多職種が主体性をもって発言，行動できることは大事ですよね。

🔵薬 救急委員会と研修委員会での具体的な関わり合いについて，ぜひ！

🔵志 事務，看護，放射線などのメンバーが大事なパートナーなので主に時間外におきた「困った事例」を委員会のメンバーで考察するようにしています。場合によっては，院内合意文書をアップデートすることもあります。

🔵薬 困った事例……，暴力とか暴言とか居座りとかですか？

🔵志 そういうのもありますね。あとは患者さんの画像が入れ替わってしまった。認証問題。本来なら（規定通り）バーコード認証すべきところを飛ばしてしまった，とかでしょうか。

🔵薬 画像が入れ替わる!?　医療安全に関しては全職種で向き合わねばなりませんからね……。改善策をお互いの立場から提案しあえると非常に有意義ですね。

🔵志 夜間の多忙の中なので事情は勘案するのですが，みんなで考えていく必要があります。
　医師から放射線科への患者さんの案内が不十分で迷ってしまったとかもありますね。これに関しては委員会で検討して，ラミネートした地図つきのパンフレットを患者さんに渡すようにしてあり，そのラミネートに医師がルールをわすれないようにメモも書いてあります。

🔵薬 手術室とか集中治療室とか，様々な分野で応用できそうですね。不十分な案内もマンパワー不足で起きがちですね……。
　救急委員会の主たる業務は，救急業務の円滑化と安全性担保になるのでしょうか？

🔵志 救急委員会は確かに円滑化と安全性ですね。

委員会には多くの職種を巻き込もう！

🔵薬 そちらでは研修委員会にも様々な職種の人を入れて，みっちり会議されているのでしょうか？

🔵志 医師（指導医，専攻医，研修医1年目の代表者，研修医2年目の代表者），

看護師，事務，検査です。

（薬）頻度としては？

（志）月に一度ですね。私は副委員長をしています。気になる研修医の先生の場合は，研修事務と委員長の先生とかなりの頻度で話をします。薬師寺先生は研修委員長でしたね。

（薬）研修医のうちから他業種と関わり合えることは良いことですよね。岸徳も月1開催ですが，指導医，直接指導に関わる専攻医，参加可能な全研修医，研修事務担当で行っていました。もっと多くの職種を巻き込むと良いかもしれないですね！

（志）多職種だと見る角度が違うので，我々の知らないいいところや，改善点などが見えたりしますよね。

（薬）360度評価のためにも，やはり直接意見を言える場は必要ですよ。

（志）薬師寺先生のところの委員会も出席が多くて，取り組む意気込みが伝わってきました！
直接意見を言えるのは大事です。直接，間接，紙面，匿名などいろいろと駆使したいですよね。始めは，事象を憎んで人格憎まず。

（薬）研修医が病院を変えられる良い機会ですので，有効活用しろと言いつづけてきました。もっと有効活用するために，さらに多くの業種を巻き込んでみたいと思います。勉強になる！

（志）あまり理解されませんが，やっていくうちに育てる愛になりますよね。

（薬）みんなで愛を共有するのも非常に重要なプロセスですよね！

（志）研修医は病院を変えられますよね！　ホント，貴重な宝。

他院・他科・他職種との関わり

臨床とマネジメントの
バランス

志賀　隆

1 臨床は可能な限り続ける

　臨床は可能な限り続けたほうがいいですね。

　ベテランになると，カンファレンスへの出席や回診の際にのみベッドサイドにいくという医師もいます。もちろん，体力の落ちたベテランの医師が夜勤や当直などを行うのは難しいことです。しかし，現場の医師や医療スタッフの悩みに対して共感したり，システム上の問題点をより良く理解するためには，やはり臨床医としての仕事を続けることがお勧めです。

　実際，米国では男女を問わず白髪の救急医がいきいきと救急で仕事をしています。若い指導医のキレのある技術や知識もすばらしいのですが，アートとなったベテラン医師のコミュニケーション能力や問題解決力からも多くの教訓をいただいたことを良く覚えています。年齢を重ねても，勘やコミュニケーション能力のような結晶性知能は進歩していくので，臨床医として挑戦を続けていきたいですね。

2 臨床の仕事量は減らす

　ただし，臨床の仕事量は減らす必要があります。

　米国でみた管理職の救急医は，臨床の時間が減らされていました。大体，4~5割減が多かったです。彼らはその分，院内・外の会議，他部門との交渉，クレームや問題患者の対応に取り組んでいました。特に，クレーム対応や問題症例の解決は，部門長がしてくれると大変あ

りがたい仕事です。もちろん，「クレームに改善の余地あり」など前向きにとらえることも必要です。しかし，現実的にはクレーム対応は，ボスなら税金のように「支払うべき避けられない仕事」でしょう。ただ，学ぶ姿勢があれば，対応を重ねるうちに相手の求めていることは何か？（詳しい事実の解説なのか？　共感なのか？　話をすることで気持ちを整理したいのか？　謝罪なのか？　補償なのか？　など）がわかるようになり，対応能力が上がっていくことは事実です。

　脱線しますが，クレーム対応のコツは，必要な（多すぎないが，ひとりからだけではない）客観的な事実に基づいて対応することです。これは，患者さんからのクレームでも看護師や他部門からのクレームでも同じです。また，相手の心にある解決したいこと（悲しい思いをしたことに共感や謝罪を求めている？　詳細な事情の説明を求めている？　補償を求めている？　未来に向けた解決案の提示を求めている？）は何なのかを，受容的な会話の中でみつけていくことです。ただし，できない約束や事実と違う訴えや発言については受け入れてはいけません。

3 環境づくりができるか？

　スポーツ選手が現役を引退して，コーチや監督になることはよくあります。しかし，医師の場合は，現役で長く臨床医を続けることが可能です。このメリットは，プレーヤーとして感じた現場の問題点を仲間と一緒に改善することのできる機会があふれているということです。もちろん，切り替えは必要なものの，自身もプレーヤーとして働くため同僚の気持ちや辛さ，忙しさを深いレベルで共感できるのも強みです。

　休日のシフトに入ってみると，本来なら社会全体は大半が休みにもかかわらず，ものすごい勢いで複数の救急車が運ばれ，待合に患者さんがあふれます。そして，多くの患者さんやご家族は「自分の問題を

早く解決してほしい！」と強く思っています。その中で医学的な緊急度から患者さんのトリアージしながら冷静に対応することは簡単ではありません。医師だって休みたい休日にどうやって人手を確保するか？　軽症患者さんには休日診療所の受診を促す方法（時間外選定療養費の検討など）はないのか？　などは環境の設定をプレーヤー・兼管理職として実感を持ちながら取り組む問題かと思います。

まとめ

よい部門のリーダーであるためには臨床を続けることが必要です。ただ管理職のストレスは臨床のストレスとはまた別のものがあります。なので，燃え尽きないように臨床の時間を短くする。そしてオンオフの時間を持つことが長期的には大事になります。楽しい部門長生活を続けたいですね！

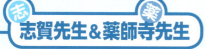 志賀先生＆薬師寺先生　本音トーク

管理職と臨床

薬　いつまでたっても臨床していたいじゃないですか！

志　ですねー。燃え尽きないように，工夫が必要です。休みの時間，学びの時間，臨床の時間，管理の時間のバランスですね。ボスがいきいきしていないと部門の士気がさがる，でも，いきいきしていても臨床がだめだとそれもだめ。

薬 以前のボスは，臨床は指導のみで，あとはクレーム処理，行政や司法への
対応，教育に力を入れていました。時折，臨床の場で一緒に処置したり，
呼吸器設定したりするときはとても楽しそうで。

志 それもありですね。でもやっぱり臨床医としての深みは，直接患者さんを
診ることで維持されるところもあるかと。真剣勝負だから，臨床は。

薬 その時間を削る勇気が持ちきれずにいます……。

志 米国だと，管理の多い人は臨床は半分になっていましたね。

薬 やはり，管理職としては当然の流れですよね……。

志 週2回くらいはシフトに入らないと最低限のものが維持できないかと思っ
ています。私は今は4回くらいですけど。

薬 先生が初めて部門長になったとき，葛藤はなかったですか？

志 葛藤はありましたねー。でも，米国で部門長をみていたので少し参考にな
りました。

薬 週2回は真剣勝負して，あとは管理を頑張る方向で葛藤をいなしたのでしょ
うか？
人がいないという側面が大きいかもしれませんが，日本の大学教授って超
人じゃないですか。管理して，臨床・教育・研究・公衆衛生すべての分野で
第一線みたいな。外科系だと特にそうかもしれませんが……。臨床を削り
ながら管理をするという良いロールモデルに触れられないというのは残念
なところだなと思う部分もあります。

志 ベイでは週3回にしていたかな，確か。
日本の外科系の先生すごいですよね。でも今は少しずつ，人間的に変わっ
ているかと。

薬 過渡期だなと思っています。上手に臨床とマネジメントのバランスをつく
っていくことはトップとして重要なことだと思うのです。

臨床とマネジメントのバランス　　71

部門の交通整理

薬 バランスをとるうまい方法はありますかね？

志 事務や管理が誰かに偏らないように，透明性・わかりやすいルール・権限移譲かと。部門長以外にも臨床を減らす人がいるとしたら，そのロジックも説明し開示する。年を取ると臨床したくないという人もでてきますので。

薬 自分で全部やらないというのも大事ですね。

あと，自分がやっている仕事内容を共有することも大事だと，この間思いました。後輩から，「薬師寺先生いつも何やってるんだろう」と言われたことがあります（笑）。臨床もっと一緒にやってくれみたいな愚痴交じりに。

志 確かに見えないものは理解されない。臨床に没頭するのは楽しいのですが，誰かが部門の交通整理をする必要はありますもんね。

薬 YOUが院外の会議や看護学校や消防学校の講義に行ってくれたり，院内の会議に参加してくれるなら喜んで臨床するぜという感じだったのですが……。それらを一手に引き受けるのが部門長ではなく，交通整理が部門長の仕事というわけですね。

志 そうですね。講義のひとつを部下にやってもらう（実は準備を手伝って大変だけど）とか……。ある程度成長のために質をがまんするという割り切りと忍耐も大事。ボスが臨床一辺倒で交通整理してくれないのは，それはそれでだめですよね。あんまり正解はないのですが，やはりわかりやすいルールや透明性が大事かと思います。

薬 仕事内容のバランス変化に順応できるかどうかって，部門長に求められる大きな資質ですね。上手に透明化して協力を得つつ，交通整理できる上司になりたいです……。

志 あとボスは臨床以外のところ頑張っていて，それが部門にどう役立っているか実感してもらう。

薬 カンファレンスで積極的に情報共有していく姿勢は大事ですね。

志 ですねー。オンライン，オフラインでやっている姿をみせる。あとは，体調

や都合でお休みをあげたり，挑戦的なタスクをあげたりとかでしょうかね。ほんと臨床とマネジメントのバランスは難しい……。臨床は最高の学びの場だしなー。

薬 管理するために医師免許とったわけではないですからね（笑）。日本式の，救急部門管理職の在り方はこれから固まっていくのでしょうね。積極的に休ませる，働かせる。駒のように使うのではなく，まさに人間のマネジメントですね。

志 本当ですね。救急医は貴重な資源。息が長くなるように，お互いの工夫を。時折，泡でも飲みましょう。デゴルジュマン？

薬 デゴルジュマン（澱抜き）は大事です。自分の管理のために（笑）。

指導医自身について

部門長になるにあたり必要な知識

志賀　隆

　誰しもが「理想的な部門長」「反面教師的な部門長」と働いたことがあり，自分の部門をつくる上でいろいろと思案するものだと思います。医療職の場合には，部門長になるにあたりそのためのトレーニングを受けることができる，というのは少ないのではないでしょうか。たいていの場合はやや唐突に部門長となることが決まり，見よう見まねで乗り切っていくという感じではないかと思います。今回は部門長になるにあたり必要な知識についてです。

1 組織の成果はそのシステムによる

　成果の出る部門ではなぜ成果が出るのか？　そこには成果を出すシステムがあるからです。逆に，とてもいい人材を集めたとしてもシステムが悪ければ結果はいいものではありません。ですから，部門長はリーダーとして成果が出るシステムをつくる必要があります。具体的には，同僚のモチベーションが自然と上がるようなシステムの構築です。

　私は3つの柱として「透明性」「わかりやすいルール」「権限移譲」を推進しています。基本的には個人のキャリアとチームの目標が両立することが大事なのです。ただ，この両立のためには，特定の医師が「優遇されているように見える」ことはよくありません。一方で，各個人の努力に差があるにもかかわらず，労働時間や賃金などにつき結果の平等をめざすことも良くありません。

　たとえば，部門の各スタッフが1年に行ける学会の数が決まってい

たとします。その回数を超えて，A先生が国際学会に行きたいとなった場合はどうしましょうか？　私の部門ではスタッフ会議で，「A先生の研究が国際学会でアクセプトされました。彼は普段から，個人レベルの救急車応需率も高いし，英文誌に毎年投稿しています。みんなでサポートしましょう」という説明をします。A先生が国際学会に行ける理由，誰でも成果を出せばその資格があることがわかれば，あまり文句は出ません。この背景に，部門の学術予算を「成果を出している医師に優先的に権利を与えるというわかりやすいルールを事前につくってあった」というのも大きかったかもしれません。

2　目標を提示できるか？

　部門長にとって大事なタスクのひとつは「病院の現状や目標に沿った部門の目標を作成・提示すること」です。部門のスタッフと一緒に議論して，部門の価値観に基づいて，年度目標・5年後の目標を作成せねばなりません。部門長ひとりですべてを決めるのではなく，部門内で議論をすることで，目標が「みんなの目標」となります。目標は可能な限り，シンプルな数値目標を含んでいることが望ましいと思います。達成されているか？　されていないか？　がなかなかわからない目標の場合には部門としてめざすところがはっきりとしません。

　救急部門であれば，救急車の応需率や救急車の台数などがわかりやすい目標になります。毎年の目標に加えて「5年後に救急科指導医施設になる」などの中長期の目標も必要です。長めの目標は時に変化するものもありますが，目の前の目標ばかりになってしまうと部門としてのモチベーションを保つことは難しくなるでしょう。

3　部門のメンバーの状態を正確に見きわめることができるか？

　「指導医の評価はどうするか？（☞p89参照）」にも書きましたが，個人の目標と部門の目標の両立が大事になります。そのために，各専門

部門長になるにあたり必要な知識　　75

医の疲れ，睡眠不足，オーバーワーク，家族の状態（配偶者との関係や出産など）を差し支えない範囲で把握することが大事です。あるタスクの部門内での分担をする際にも上記のような「事情を勘案」して割り振ることが求められます。長期的にみて，透明で公正であるようにタスクを割り振ることが求められるのです。

4 自分の感情・体調に注意する

　医療業界に限らず部門の結果を出すために重視されるのは，技術的な側面が多いのではないでしょうか？　ただ実際には「感情面」をどのように理解してチームの成果に繋げていくかはきわめて大事です。心の知能指数であるEQをどうやって活かしていくかですね。ゴールドマン氏は，著書『EQリーダーシップ』のなかで成果を上げている3,800人の調査から彼らが6つのスタイルを状況によって使い分けているということ書いています。

- ビジョン型：共通の夢に向かって人々を動かす
- コーチ型：個々人の希望を組織の目標に結びつける
- 関係重視型：人々を互いに結びつけてハーモニーをつくる
- 民主型：提案を歓迎し，参加を通じてコミットメントを得る
- ペースセッター型：難度が高く，やりがいのある目標の達成をめざす
- 強制型：緊急時に明確な方向性を示すことで恐怖を鎮める

部門の状況に合わせてリーダーシップのスタイルを使い分けられたうれしいですね。

5 正直であることはいいことなのか？

　正直であること＝誠実であること，として「感じたことや思ったこと」をそのまま発言するリーダーの方もいます。裏表がない，信頼できる，という好意的な評価を受ける可能性は高いです。

　ただ，経験も重ねて，ある部門の責任者になった場合には「感じたこ

とや思ったこと」をそのまま発言することには注意が必要です。実際には「組織の文脈，自分の立場，相手の状況に合わせた」言葉を選んで発言することが必要です。もはや，あなたは臨床の実力のある「いい先生」ではなく，一部門を代表する病院の幹部なのです。ですので，「ひとつの発言が病院の方向性を左右する」「何気ない発言が病院職員のモチベーションを下げたり上げたりする」ということが起こるわけです。

自身はそのような出来事があったことを忘れていても，相手は長く覚えていることもよくあります。部門長には，「相手の観察力」「メタ認知」「自制心」が必要になるのです。

こうやってみると部門長であることはとっても難しいことのように思われます。ただ，救いもあります。それは部門長としての能力は「意識的に伸ばすことができる」ということです。短期目標・長期目標を書きとどめ，日記をつけたり，振り返りをすることが具体的にはオススメです。みんなでよい部門をつくっていきましょう。

まとめ

部下にはどんな仕事が求められているか？（Job descriptionといいます）をしっかり伝えることが大事です。部下が成功できるようにタイミング，コンディションをみながら，すこし背伸びしたタスクを与えていきましょう。

参考文献

- スティーブン P. ロビンス：組織行動のマネジメント，ダイヤモンド社，2009.

志賀先生&薬師寺先生 本音トーク

部門の目標

薬 部門の目標って大事ですが，救急部門って設定しにくくないですか？ 救急搬入件数は水物ですし……。

志 確かにそうですね。岸徳は応需率高いしね。

薬 応需率の設定を考えるときに，「どうしたらそのハードルを超えられるかを考えて，それが有効に実行されたか」を振り返るとよいのでしょうかね。

志 数値だと，件数，応需率，レジデントの定員。振り返りが必要ですね。

薬 この辺，どのくらいの目標設定をしたらいいかというのは難しいところだと思いますが，トライアンドエラーですか？

志 病院全体の実力が応需率100％を許容するところなら100％なのだと思うのですが，あきらかに自分の病院が不得意な疾患で時間依存性が高い病気の場合には他院を紹介しますので，そういうのもいれると95％が妥当と考えてベイでは目標にしています。毎日の搬入件数を，救急隊，医師，看護師が見えるように救急搬入口に記載しています。

薬 無理な設定をしてついてこなくなるようなケースとか，目標が低すぎるパターンとかあるような気がするのですが。数字に関してはなにか参考にした書籍やツール，教育機会などありましたか？

—— 目標設定の参考に

志 質改善の本はいいですね。

薬 質改善の本！ たとえば？

志 「WHO患者安全カリキュラムガイド多職種版について」。この本の質改善のところはまとまっていると思います。

薬 なるほど。

78 指導医自身について

志 あとは「トヨタ式改善」とかでしょうか。

薬 具体的な数値設定の仕方などは勉強しなきゃですね。トヨタ式もはやっていますね。

志 数値設定は，本ではあまり学べないかもしれません……。聖路加国際病院の『Quality Indicator』の本もいいと思います。ある程度目標値が書いてあり。

薬 おぉー。あまり本を読まないのですが，反省して勉強がんばります……。具体的指標を提示されるとわかりやすいですね！

志 ですね。聖路加の本はいいと思います。あとは，病院全体のものですが「leap frog」。

[http://www.leapfroggroup.org]

薬 これはなんでしょう？

志 leap frogは病院で実行すべきエビデンスに基づいた安全指標がまとまっています。

薬 すごい。まさにリーダーに求められる知識。

志 あとは「dartmouth atlas」。

[http://www.dartmouthatlas.org]

これは米国の病院の死亡率などが，地域別とかで簡単に見られます。

薬 なるほど。標準化への第一歩ですね。こういう資料はどこで存在を知りましたか？

志 ハーバードの公衆衛生修士（MPH）です。医療の質の授業や，患者安全の授業とかが好きでいくつか取りました。

薬 なるほど。いやはや……。井の中の薬師寺には大変だ……。日々成長しなくてはと思ってはおりますが……。

志 薬師寺先生の生涯学習力は偉大ですよ！

知識よりも態度？

薬 リーダーになるための勉強が体系的にまとまっていると最高なんですけどね。

部門長になるにあたり必要な知識　　79

志 英語資料的なものがあんまり多いと，辛い人が多いかな……と思っている
ところはあります。

薬 日本語でも，先程志賀先生があげられたような資料があると，より部門長
の質が高まり，救急医療そのものの質もあがるかもしれませんね。

志 そうですね。EMAlliance（EMA）や救急医学会で諦めずに続けたいです。
でも，確実に良くなっていますよ！
ひとまず部門長に必要そうなことはEMAのEmergency Department Direc-
tor's Academy（EDDA）で（宣伝）！

薬 EDDAでも，悩みの共有が半分を占めていたような印象です。みんなもが
いているんだよなぁ。

志 そうですね。でも，もがいている人が一番素晴らしいですよ。これでいい
と思っている人，アドバイスを切り捨てる人は残念。

薬 なるほど。どちらかと言うと，部門長に必要なのは知識より態度なのかも
しれませんね。

志 さすがです。そこが一番ですよね。
常に学ぶ。間違ったら謝る。あと透明性，権限移譲，わかりやすいルール
が自分の三種の神器。

80　指導医自身について

指導医自身について

私のロールモデル

志賀　隆

1 理想のロールモデル？

　ロールモデルやメンターはキャリアを形成していくうえでとても大切です。適切なハードルの設定や，キャリアの分かれ道での相談相手はバーンアウトの予防にもなります。

　ただ，理想的なロールモデルが常に近くにいるわけではないのが現実です。そして，ロールモデルとなる先生も人間ですので，すべての面でものすごい能力を持たれているわけではありません。そのため私は，

- ロールモデルには会いに行く
- ロールモデルはつまみ食い
- 近くのロールモデルだけでなく，遠くのロールモデルもOK（外国だって）

としています。

2 ロールモデルには会いにいく

　私が寺澤秀一先生を知ったのは，千葉大学の同級生でICUの専門家である大野博司先生と一緒に心肺蘇生の学生勉強会をしているときに「志賀ちゃんにぜひ薦めたい本がある」と1冊の赤い本を大野先生が持ってきたことがきっかけでした。おもしろいなーとおもって，『研修医当直御法度（寺澤秀一，島田耕文，林 寛之)』をちょこちょこ読んでいたのを覚えています。

その後，2000年の春にイギリスのバーミンガムに1カ月留学した際に，ご一緒した福井大学出身の西澤和子先生から現場での寺沢先生や林先生のすばらしさを伺うことができました。

そんなこともあり，研修医のころに，「寺澤先生に会いたい！」と思い，福井大学に電話をしました。「秘書さん経由でアポ取りをしないと」と思ってかけた電話で寺澤先生は「お待たせしました。寺澤です！」と実に気さくに研修医の私に応対してくれました。その後，横浜の中華街でご飯をごちそうになりながらキャリア相談にのっていただいたことは今でも忘れません。御恩のリレーとして私もキャリア相談を受けた学生さんや若手医師の方にご飯をごちそうしております。

3 ロールモデルつまみ食い＆遠くのロールモデル

私が出会った様々なメンター

私は，渡米をめざして沖縄の米軍病院で研修したあとに，沖縄の浦添総合病院の救命救急センターにて働きました。そこでお世話になった岩野歩先生の部下を思う姿勢にとても感銘をうけました。重症患者や社会的に複雑な患者さんも多く，悩みながら1人ひとりを救命・診療していた日々でしたが，岩野先生は「部下が向き合っている患者さんの診療・対応は私も逃げずにとことんやる」と明言され，つかず離れずで絶妙なサポートをしていただきました。

渡米して感動したのはメイヨークリニックの救急プログラムのDr.Sadosty Annieでした。彼女は，救急医として驚くほどの臨床力とリーダーシップを持っていました。しかしそれ以上に私を驚かせたのは，「学習者への誠実な姿勢と救急の魅力を伝える能力」でした。2カ月に一度の彼女のレクチャーでは，非常に勉強になる実際によくあるケースから，髄膜炎菌血症などの救急医なら稀でも知っておかねばならない疾患までを，すべて彼女が実際に経験したケースから紹介してくれました。「はったりも多い」米国の医師の中，ずば抜けた臨床

力・指導力を持った彼女をいつも尊敬し，今でもめざしています。

　メイヨークリニックの当時の部門長であったDr.Decker Wyattはまさにサーバントリーダーシップを体現された方でした。部門の目標を掲げ，それに向かって進むのは当然なのですが，医師や看護師の成長や自己実現をとても重視されていました。事実，「なるべく救急のレジデントと一緒にシフトに入って教育したい」と明言し実行されていました。そして，シフト中は患者さんのケアとレジデントの教育を絶妙なバランスでとられていました。誰もが，彼のために働きたいと思うようなリーダーでした。今でも，入職時にいただいた彼からのレジデントとしてのコツを部下に配り，私も毎年読み返しています。

　ハーバード大学のマサチューセッツ総合病院の救急部門長であるDr.Brown Davidに教えていただいたこともとても勉強になっています。Dr.Brownはとても明るく前向きで相談しやすいリーダーですが，部門のファイナンスやアカデミックな成功もしっかり考えている方でした。指導医がどれだけ重症の患者さんをみているのか？　診療報酬の請求は適切か？　などのフィードバックをいただきました（私は，はじめはちょっと平均以下だったのですが2年目以降は及第点をいただきました）。また，部門が5年後にはどこにいるべきか？　そのために今年はどのような目標に取り組むか？　など短期・長期目標を明確にされていました。指導医となって上司として働くようになったいま，Dr.Brownからは診療と部門運営をどのように両立するかを学ばせていただいたと思います。

メンターから受け取ること

　私は，ハーバード時代に，働きながらMPH（公衆衛生修士）をとりました。その中で，組織行動学の授業をとり，将来の部門運営に備えました。授業をとりながら，沖縄，メイヨー，ハーバードの上司の先生方の姿を思い出し大変参考になりました。特に，「情報の透明性，

私のロールモデル　　83

わかりやすいルール，権限の委譲」という3原則を学び，帰国後の部門運営に生かすことができました。

　みなさんも，積極的にメンターに会いに行って下さい。そして，尊敬する上司やリーダーのよいところを書きとめ，ご自身でも授業や書籍・論文などで学んで下さい。ただ，一番大事なのはメンターから学んだことを失敗しながら実践することです。ぜひ，前向きにチャレンジを。

まとめ

変化する現代では，ひとりのロールモデルがぴたっとあてはまることはありません。分野ごとにメンターをみつけていきましょう。出会いを大切にして，SNSなどを活用しネットワーキングをしていると自分を意外なところから助けてくれる人たちに出会うことができます。

参考文献

- J.D.クランボルツ, 他：その幸運は偶然ではないんです！. ダイヤモンド社. 2005.

志賀先生&薬師寺先生 ＞ 本音トーク

ロールモデルつまみ食い

薬 僕も志賀先生と同じようにロールモデルのつまみ食い派です。
人にはそれぞれいろんな面がありますので，ちょっとずつもらって自分なりの理想像をつくっていったような気がします。

志 つまみ食いいいですよね。現実的だし。

薬 誰かに「なりたい」っていう気持ちはあまりなかったですね。

志 ですよね。ある種，お笑い芸人の芸風みたいな感じで，参考にはするけどコピーの限界っていうのがあります。

薬 僕の師匠達はとてもよいロールモデルでした。でも，それぞれに得意不得意がありますし，コピーできる部分とそうでない部分がありますものね。

志 ある人のこの一面がいい，というのが現実的ですよね。

薬 岸徳でお世話になった2人の師匠の良いとこだけをうまいことコピリたいと思っているのですが，はたしてうまくいっているのかどうか。

志 いっていると思いますよ。院内外からのリアクションや評判がいいですから！　逆に，素晴らしい上司の一部がダメだと全否定するのは幼い考え方だと思います。

薬 どこかがダメなときに全否定するのは，幼稚というか，もったいないですよね。だれにでも弱点はあるわけですから。

志 そうです。弱点を理解できるってとっても大事。

薬 上司がたまに「こういうとこ真似したらあかんで！」って言ってたのですが，そういう態度は真似したいです。もともとリスクマネジメントの委員会を立ち上げたこともあるらしく，インシデントにはこだわりがあるようです。

志 それは素晴らしい！「M＆Mカンファレンスとかに，反省症例を出せる」とかも，誠実な，よい先生の証です。

私のロールモデル　　85

部下からの「逆指摘」

志 私の部下は結構手加減なく指摘してくれます。それは健全な組織だということで……なるべく冷静になって喜ぶようにしています。

薬 間違いを指摘されなくなったら終わりですよね……。

志 そう〜。ホント，ご飯粒ついているとか，チャック開いている，寝ぐせのレベルから，それはハラスメントかも，とか治療の提案とか，なんでも指摘をお願いしたい。

薬 ハラスメント……。僕が指摘されなくてはならないところかもしれない。

志 「逆評価をどう受け止められるか？」は結構指導医の性格ですね。

薬 逆評価を追い風にできる精神力というかキャラクターって良い上司への一歩ですね。

志 だと思います。脱皮。

真似したいと惹かれるポイントは？

薬 ロールモデルですが，いろんな人にこまごまと，素晴らしい，真似したいと思わせる部分があるのですが，どんなところに惹かれているのか言語化するのが難しいですね……。

志 尊敬される上司の要素は，「誠実，自信というか落ちつき，結果を出す」とかですかねー。「説明がうまい，話がうまい，信頼されやすい」などもかな。

薬 説明がうまいって大事ですね。僕は浪人時代予備校講師に出会って人生変わりました。こういう風に喋らないと理解されないのだと。
信頼されやすい……。どうしたら信頼感って出るんですかね。

志 薬師寺先生は，その点すごいです！ 説明力。信頼……。

薬 説明力は，医師になる前からずっと気にしつづけていたことです。人並みに喋れるようになったと思いたいのですが，誰かマネしてくれているのでしょうか（笑）。

志 岸徳の研修医なんかは間違いなくマネされているのでは？

薬 自分みたいな喋り方をするなぁと思った研修医は今の所いないので精進します……。

志賀先生は，どんなときに「この人についていきたい！　ロールモデルだ」と思いましたか？　何かこれまでのロールモデルを思い返して共通項がありますか？

志 患者さんや家族のためにを何よりも大事にしている，誠実，教育熱心，努力家などでしょうか。

薬 誠実，教育熱心，努力家。こうした部分が，自分では言わないけど伝わってしまうくらいに根幹にあることが大事なのかもしれないですね。

志 確かに。根幹ですよね。教育者としての愛？　的なものなんだと思います。

薬 教育者としての愛と情熱は忘れたくないですね。リーダーは愛と情熱だ。

志 そうそう。愛と情熱だと思います！

さっきの話に戻りますが，信頼は，相手の気持ちや価値観から想定されるゴールをこちらから提案して，対話の中で誠実に答えを探る……とかしたら，臨床でも教育でも得られるとかはないでしょうか。もちろん，失敗はたくさんするけど。

薬 信頼は一朝一夕には得られないですが，誠実さの積み重ねかもしれませんね。

志 誠実な行動の積み重から得られたスキルが，信頼されやすい人をつくるのでしょうね。いくつになっても挑戦したい。

後進へのアドバイス

薬 最後に，良いロールモデルに出会えるかどうかって重要な点だと思いますが，何か後進にアドバイスはありますか？　会いに行くという点で，知らなければ会いに行けないので，そういう意味での「出会い」という意味です。先輩から素晴らしい人を紹介してもらうというのもひとつですが。

志 「出会い」に関しては，そうですね。情報のアンテナを持つ，紹介してもらうとかは大事です。相談しないで悩むより，相談する。

薬 僕はなぜか気がついたら周囲に素晴らしい人がいて，幸運な人生だったと思うのですが，どうしたら幸運のスパイラルに巻き込めるのか考えさせられます。

志 薬師寺先生が前向きな人だからっていうのもあるかと。後ろ向きな人は幸せが通り過ぎてもわからないので。

薬 情報や紹介，相談先を得られたきっかけはEMAlliance（EMA）でしたね。EMAの創始者の方々には感謝してもしきれませんね。まさにロールモデルの集団。

志 EMAつくってよかったー。万歳。

薬 これも福岡徳洲会病院のERでお世話になったので得られた機会だったわけですが。

志 いい病院ですよね。でもやっぱり，薬師寺先生の前向きさあってこそかと。

薬 上手に機会を作成してあげるのも，上司には必要なスキルかなと最近思うのです。
前向きというのが，ロールモデルを貪欲に追い求める姿勢にあるのかもしれませんね。いかに細かく後輩のやりたいことを読み取り，適切な機会を設けられるかという点がとても大事なように思えてきました。

志 前向き大好き。ポジティブ心理学（マーティン・セリグマン）好きです。後輩の気持ちを読んだり，対話したりですね。

薬 人の気持ち読むの苦手なので，対話を設けつつ精進します。

指導医自身について

指導医の評価はどうするか？

志賀　隆

　人生は試験と評価の連続ですよね。特に医師は国家資格であり，人の体と心，そして社会を相手にした仕事ですから，常に「社会に説明ができること」が求められています。レジデントのみなさんには残念なニュースですが，「医師のキャリアを続ける限り評価されることは続く！」のです。

　ということで指導医の評価について考えましょう。レジデントからの評価，他職種からの評価，部門長からの評価がメインとなります。

1 レジデントからの評価

　専門医になって何年か経つと，試験を受ける機会も減っていきます。そんな中で，試験や評価を受ける側の痛みを忘れてしまう指導医もいます。レジデントは常に指導医から観察され，絶え間なく評価を受けています。適切な成長のために必要なことなのですが，多くの場合ストレスを感じているかと思います。そんなストレスを，指導医も感じねばなりません。私は，以前の部門で毎年1回レジデントからの評価を指導医それぞれが受けるようにしていました。ここで大事なポイントがあります。

- 匿名だからといって人を傷つけるコメントはよくない
- 匿名のはずなのにレジデントを見つけようとしない
- 誰だかわかるような記述をしない

　この3点はどれも大事です。指導医だからといってそんなに打たれ強い人が多いわけではありませんので。特に，匿名での厳しいコメン

トについては，評価前にレジデントにお願いをしています。具体的には，下記のような内容をメールで送っています。

「レジデントのみなさま，双方向評価の時期になりました。今年も貴重な成長の糧としてみなさまからの評価を大事にしてまいります。1点お願いがあります。指導医も人間ですので，改善する気になるようなコメントをお願いします」

いただいたコメントについては指導医ごとに部門長から個別に渡しています。そして，スタッフ会議にて，今年の教育上の目標を「シフト中にパソコンでの作業は極力控える！」などと宣言してもらうようにしています。活かされない評価はレジデントも書く気がしませんものね。

2 他の職種からの評価

看護師，放射線技師，薬剤師，事務職員など職場の同僚からの評判は指導医の評価として大事になります。「怒っている患者さんにクレームを言われている看護師さんのところに，A先生は自然に現れてその場をなだめてくれた」などのように具体的なエピソードを大切にしたいですね。

他には，「重症多発外傷のCTまでの時間短縮」などのような複数の部門にわたるプロジェクトでのチームワークなどもしっかりと評価してもらったほうがいいと思います。委員会での活動も多くの職種と係る良い機会ですので評価の機会にしましょう。

3 部門長からの評価

レジデントや他職種からの評価もとても大切ですが，忘れてはならないのは部門長からの評価です。部門長が，その指導医の正確性，環境，目標，プライベートなどを的確に把握して評価していることが大事です。そうすることで，部門長が適切に指導医を守ったり成長のた

めのアドバイスを与えたりできます。

そのための評価は，相対評価，絶対評価の両方が必要であると考えられます。

相対評価は？

- レジデントからの評価
- 時間当たりの救急車のお断り台数
- 出版された論文の数

などが，相対評価にあたります。

絶対評価は？

病院は医師や他職種に給与を払い，運営のための物品を買ったりしていく必要があります。ですので，各指導医の相対評価による生産性はある程度必要です。しかし，より大事なのは絶対評価ですね。

「どのような人生やキャリアのゴールをめざしているか？」を，メンターとして部門長に相談にのってもらうことが理想です。たとえば，心肺蘇生をアカデミックなキャリアのメインとしている先生がいたとします。その場合，わたしは部門長として，毎月のミーティングにて下記のようなことを確認するようにしています。

- 他施設研究の班会議に出席はできているか？
- 国内外の学会に参加できているか？
- 発表だけでなく論文は進んでいるか？
- 仕事が忙しすぎて家庭とのバランスは大丈夫か？
- 社会人大学院入学のタイミングやその準備は書類面・貯金面で進んでいるか？

あまり，細かすぎるとかえって迷惑なので指導医のゴールを適格に把握しながら「つかず離れず」の絶妙な距離をとることが大事かと思います。

> **まとめ**
>
> 部門長もふくめて指導医評価の対象になることが大事です．謙虚な気持ちで自身の足りない点を補う姿勢を，部門長自ら示していくことが指導医陣が生涯学習を続けていくきっかけになると思います．

参考文献

- Smith CA, et al：J Gen Intern Med. 2004；19(7)：766-71.

志賀先生&薬師寺先生 本音トーク

中間層の評価

薬 僕にとって難しいと思うのが，ある程度のポジションにいる中間層の評価です．評価する側に立った人が，再び評価を受けてアレコレ改善していくということは，プライドもあるし立場もあるし大変だと思うのです．
研修医の指導よりも，指導医というか専門医というか，ある程度は指導する側に立った人への指導をどのようにしたらよいでしょう？

志 難しいです．やはり部門長自身が，謙虚に評価を受けることですかね．私は，逆評価後にはこうやって頑張りますって，部門に宣言するようにしています．私も常に自分を戒めるようにしているけど，簡単じゃない．学ばないほうが，変わらないほうが楽ですから……．

薬 おっしゃるように，部門長自らが双方向性の評価にさらされていることを

明らかにするのは有効かもしれません。

—— 年上の部下には？

薬 指導する相手が自分よりも年上だったりすると，どのように評価・指導していくかって，さらに大変だと思うのです。

志 そうですねー。年上の部下はなんどか持ったことがあります。成人教育ですね。尊重しないといけない。

薬 尊重しつつ，その人には部門の研修医や専攻医を教育する責任もあるので……。難しいところですよね。

志 私の場合だと，彼らが変われるように対話をしたり，彼らの好む比喩や表現をつかったりするようにしています。

薬 好む比喩……？

志 そうですね……。たとえば，相手が，映画『男はつらいよ』の寅さんがすきなら，私が寅さんの勉強をして，その話を使うとか。あと，指導相手にいいエピソードがあればそれを褒めます。

薬 なるほど……。みんなとコミュニケーションをとっていくことが重要ですね。

志 褒めてくれる人のために働きたいのが人の性ですから。やはり，部門長である私の都合を押し付けるだけでなく，相手のやる気や立場を尊重して伴走することが大事だなと。

薬 伴走。コーチングですね……。部門長から歩み寄りつつ，医師のキャリアを続ける限りは評価にさらされ続けることが健全であるという基本方針を共有しておくことが大事ですかね。

志 そんなに長時間かけるわけじゃないんですが，直情的にならずに，理性をもって褒めながらすすめています。評価と学びは一生です。やめたら落ちていくだけです。

指導医の評価はどうするか？　　93

負の評価を下さなくてはいけないとき

薬 改善点や負の評価を下さなければならないときの注意点はありますか？

志 エビデンスはないですが，批判のサンドイッチでしょうか。褒め→批判→褒めのサンドイッチ。

薬 新しい単語（笑）。でも，褒め批判褒めか。批判のサンドイッチは大事ですね。これは確かに。

志 批判の部分がぼやけるという短所はあります。それでも，私は相手に「あなたは大事だよ」と伝えたいですね。あと最近は「先生は部門にとって，とても大事な存在で，ずっと一緒に働きたいと思っています」と一言添えてから始めます。相手の立場を不安定にしたら受け止めてもらえないので。

薬 あなたは大事な乗組員だけど，同じ船に乗るためには最低限のルールが……みたいな態度は大事ですね。

志 そうなんです。人として，信頼関係がない人とは何も生まれないと信じています。

薬 「いつもありがとう。一緒に働けてとてもうれしいし助かっている。ところで，これからも一緒に，より発展的に働くためにお願いが……。協力してほしい。あなたが必要なんです！」という感じですか……。どうせ言っても直らないから……みたいな態度は絶対にしないように心がけます。

志 さすが，薬師寺先生！　それが大事です！　ベテランになると変わる速度は遅くなるのですが，それでも人間はみんな変われます！

薬 変わることが生きるということだと僕も思っています。

志 わたしはそれを，「オオサンショウウオになるなよ」って息子に伝えています。冷たい水の中で生きられるけど，そこ以外では生きられないオオサンショウウオ。

薬 オオサンショウウオにはなりません！

指導医自身について

アンガーマネジメント

志賀　隆

　救急医にとってアンガーマネジメントはとっても大事です。緊迫した場面で怒ってばかりいては，なかなか仕事がうまく進みません。ただ，我々は神様ではないので，常に冷静にいるというのは難しいですよね。

　私は「アンガーマネジメント」に以下のような3つのポイントがあると思っています。

①怒ることには様々な不利益が伴う

②怒ってしまったら怒りを回避することが大事

③怒りにくい体質をつくることが大事

それぞれ解説していきます。

1 怒ることには様々な不利益が伴う

　もちろん避けられるなら避けた方がいいのですが，「怒ること＝悪いこと」というわけではありません。怒りのエネルギーを糧にして，成功した偉人も多々います。ですが，やっぱり不利益はあります。

　怒りによる不利益のエピソードとして，サッカー好きな私が記憶しているものがあります。現在はフランスで監督となっているジダンは，選手のときに大きな過ちを犯しました。当時，心身ともに世界最高のサッカー選手だったのですが，2006年サッカーワールドカップの決勝戦で対戦相手のイタリア人選手に頭突きをして退場処分になってしまいました。その後，フランスはPK戦でイタリアに敗れるという結果になってしまいました。

では，怒りを感じたときに，その怒りを隠した場合はどうなるでしょうか？「我慢しなさい」と言われるアプローチですね。怒りの感情が出た際に表情を変えないようにすると，感情をある程度抑えられることが研究によってわかっています[1]。ただ，我慢をしすぎてうまく消化できない人は，心臓の病気のリスクがあがることも研究によって明らかになっています[2]。このように，「怒り」は心臓の病気など身体の異常に繋がることが知られています[3]。

2 怒ってしまったら怒りを回避することが大事

さて，それでは我慢せずに，そのまま怒りを表出してしまった場合はどうなのかでしょうか？ 実は，そうしたからといって「すっきりした！」とはならないのです。怒りの表出は「怒りという炎にガソリンをかけるようなもの」で結局良くないという研究結果が出ています[4, 5]。怒りを覚える状況のあとにサンドバッグを実際に殴ってみたらどうなるか？」という面白い研究もされています[5]。結果は，「すっきりして平常心を取り戻せた！」ではなくて，ますます攻撃的になったという残念なものでした。そう思うと，自身と周りの関係を考えても，やはり怒りの表出はなるべく回避したいですね。

肉体的な回避方法 ─────────────────

では，どうやって回避するか？ 怒りは肉体的な反応と精神的な反応として起こります。そのため，まずひとつめの方法は体をリラックスさせて肉体的な反応を避けることです。たとえば，ゆっくり深呼吸する，心を落ち着ける音楽を聴く，10秒数える，などの方法があげられます[6]。

精神的な回避方法 ─────────────────

もうひとつの方法は，精神的な面への対応です。これは，ネガティ

ブなもののとらえ方をポジティブに変えるという考え方です。たとえ
ば，ネガティブな発言を繰り返す同僚がいたとします。それを，「同
僚は疲労困憊なのではないだろうか？」と自分のもののとらえ方の角
度を変えて，ネガティブをポジティブにしていくのです[7]。

ちょっと変わった回避方法

　最後に，怒りの感情と両立不能な感情をもたらす経験をするという，
ちょっと方向性を変えた対応方法です。子犬を可愛がる，コメディを
みる，誰かの役に経つことをする，家族や友人などとの大切な時間を
持つなどの行動を積極的にするのです。これらの行動は怒りと両立不
能の感情のため，怒りの感情を維持することができなくなると考えら
れています[8]。

3 怒りにくい体質をつくることが大事

アルコール

　まずは，お酒について。お酒は楽しい時間をもたらしてくれますが，
過度の飲酒は理性的な思考を妨げます。そのため，飲酒後の怒り，暴
力などを，読者のみなさんも目撃されたことがあるかと思います[9]。

睡眠

　次に，睡眠です。睡眠不足と怒りについては，関係も指摘されてい
ます[10]。早寝早起きで心の状態をよく保ちたいですね。

常に期待を低く生きる

　また，あまり現実と離れた期待を職場で研修医の先生，部下の先生，
看護師さんにしないことです。自分自身に対しても含めて，期待をし
すぎると大抵いいことはおきません。ゆとりを持ったスケジュール作
り，1日の計画が転ばぬ先の杖になります。

4 最も根本的な方法

　最後は，最も根本的で重要な方法です。これまでのポイント①～③を踏まえマネジメントする方法です。

　具体的には，怒りを引き起こした自身の出来事を記録する。その記録を振り返り「なぜ怒りという感情に結びついたか？」を考察する。そして，自身の心の深層にある「考え」や「価値観」を発見していきます。そして，前述のように「怒りにつながるネガティブなものの見かたをポジティブに変えていく」ということを心がけます[6, 11, 12]。

　すぐには変わらないものの，続けていくことでだんだんと自分自身のもののとらえ方が変化することに気づきます。

まとめ

怒る自分も本当の自分の一部です。なぜなら，怒りはその人の根本の価値観と結びついているので。体調や生活習慣を整えつつ，自身の生涯学習を重ねて，多様性を受け入れる柔軟な医師でありたいですね。ポジティブ心理学を実践すると怒りは減るので是非！

文　献

1)　Denollet J, et al：Am J Cardiol. 2010；105(11)：1555-60.
2)　Davis JI, et al：J Res Pers. 2009；43(5)：822-9.
3)　Chida Y, et al：J Am Coll Cardiol. 2009；53(11)：936-46.
4)　Bushman BJ：Personality and Social Psychology Bulletin. 2002；28(6)：724-31.
5)　Bushman BJ, et al：J Pers Soc Psychol. 1999；76(3)：367-76.

6) Bahrami E, et al：J Educ Health Promot. 2016；5：5.
7) Germain CL, et al：Behav Change. 2015；32(1)：35-45.
8) Baron RA：J Appl Soc Psychol. 1976；6(3)：260-74.
9) Lane SD, et al：Neurol Clin. 2011；29(1)：49-64, vii.
10) Ireland JL, et al：J Adolesc Health. 2006；38(6)：649-55.
11) Mytton JA, et al：Arch Pediatr Adolesc Med. 2002；156(8)：752-62.
12) Henwood KS, et al：Aggress Violent Behav. 2015；25：280-92.

コントロールが大切

🔴薬 これって，身もふたもない言い方をすると，マネジメントする気があるかどうかにかかっている気が……。アンガーマネジメントしたいけどうまくいかない……っていう悩みはあまり聞かないような(笑)。する気がない人が，ただ怒っているのではないかと思ったり……。

🔴志 確かに……。でも私も短気なので，毎日気を付けています。

🔴薬 あー救急医は基本的に短気ですよね。結論を急ぐというか。

🔴志 ですです。そのほうが向いています。スピードがとても大事ですから。

🔴薬 ちょっとしたイライラや，やるせない気持ちとどう向き合うか……としたほうがしっくりくる表現かもしれませんね。

🔴志 そうですね。自分の感情や体調，引き金をよく理解する。爆発するまえに，爆発したあとの結果を考える。ただ世代間ギャップがあって，怒る頻度が高い人には若い人が集まりませんね。

🔴薬 戦わねばならないときもありますから，そういう意味で，積極的アンガーマネジメントも必要なこともあり，コントロールは難しいですね。爆発し

ない程度の怒りは内在していないと戦えませんし。

志　それもそうですね。怒らないということは哲学がない……ということ。

薬　ここのバランスを保つことがマネジメントなんですかね……。

志　基本的に過度な期待をせずにプラスをみつけているとラクですね。

薬　そうですね。

志　人生バランスです，ずっと。それが時と場合によって違うので。難しいですが，一生調整。でも，勉強でうまくなるからうれしい。

薬　僕も絶対に許せない一線を超えない限りは見守ることにしています。

志　見守れるってとっても大事！

家庭でもアンガーマネジメント？

薬　家庭内においては僕は子どもに対して怒りませんが，妻の機嫌が悪くなったらアウトです。心が狭いのか広いのかまったくわかりません（笑）。

志　家庭内は難しいですね。でも，妻の機嫌や発言の背後を想像しています。妻が子どもに怒っているときには私も一緒に怒られているんだなって思っています。

薬　自分に深く関わる部分だからこそ難しいですよね。

志　あと，仕事で不在がちにさせてもらっていることを常に感謝しています。薬師寺先生は学会にお子さんをつれてきていて素晴らしいですね。

薬　ずっと子どもと一緒だとストレスもたまりますから。ある意味アンガーマネジメント（笑）。子ども3人になったので難しいですが，なるべくガス抜きしつつ自由に過ごさせてもらっています……。

志　1人の時間も大事ですものね。アンガーマネジメントは家庭円満につながる，ですね！

薬　仕事にも私生活にもつながる大事な概念ですね。

謝ることも重要

(志) 仕事も家庭も感謝の気持ちが多いと怒りにくくなります。あと間違っているときには謝ることができるか？

(薬) そういう気持ちを抱く余裕があるかどうかも大事ですね。謝るのも余裕がないと厳しいですもの。

(志) どこでも意固地にならずに，子どもにも謝るようにしてます。謝った方がうまくいくことは多々あります！

(薬) 自分が謝らないと，後輩も子どもも謝るわけないですよね。怒りをコントロールする姿を見せて生きていかねば……。

(志) 見せたい。たまに失敗するけど……。

(薬) そんなときは，「失敗しました……」と謝れば一石二鳥？

(志) おー！ さすが！ そうしよう！

指導医自身について

自分自身の業務と後輩指導のバランスの取り方

薬師寺泰匡

1 日々の教育機会

　後輩指導をしていて，自分の仕事ができなくなるということはあまりありません。研修医や後輩とペアになって診療することは多くなりますが，そのときの診療方針の決定や処置時のブリーフィングがそのまま指導になるからです。どうしても自分ひとりで患者さんの診療をしているときは指導時間が手薄になってしまいがちですが，デブリーフィングに時間をかけたり，こまめに声をかけたりすることでなんとかしているというのが実情であると思います。要するに，日々の診療において教育を並行してやっていくというスタイルが効率的です。

ベッドサイドラーニング

　教育の機会は些細なポイントも取り上げればいくらでも出てきます。たとえば瀕死の方が搬入されてくるとなったら，何を準備したら良いか，心停止にならないようにどのように介入していくか，心停止になった場合にはどう対応するか，どのような処置をどんな手順で行うか，救命のためにどのように集中治療につないでいくか，残念ながらお亡くなりになってしまった場合には書類作成やご説明をどのように行うか。

　こうしたことを都度確認しつつ，言語化できるだけの理解があるか確かめながら診療していきます。ベッドサイドラーニングですね。

もし型通りの業務遂行ができるだけの知識と技能があると思えば，少し掘り下げた質問をしてみたり，最近のトレンドや文献情報などを共有してみたりしながら診療方針を決定することで，ミニカンファレンスを開き続けるような濃密な時間を過ごすことができます。毎回後輩が何かやるときに，情報共有をして，必要ならフィードバックを行いながら業務に当たることで，一日中教育を行うことが可能となるわけです。フィードバックしなくてはならないので，常に自分自身も最新の状態にアップデートする必要も出てくるため，必ず自分のためになりますし，患者さんのためにもなります。

侵襲的な介入

侵襲的な介入をする際には，どのタイミングで自分も手を出すかを考えなくてはなりませんが，基本的には危害が加わるか，その恐れが高いと感じるほどおぼつかない様子であったらその時点で変わりますし，チャンスは多くても2回までと思って見守っています。後輩ができなかった，比較的困難なケースが自分に回ってくるので，こちらも緊張感があります。

2 後輩指導も重要な業務

物理的な時間という意味においては，自分が書かなくてはならない論文や，その他執筆，学会準備などの時間を，朝の研修医向けレクチャーやその他研修医向けの勉強会のためのスライド作りなどで圧迫されることはあります。ですが，どちらが大事ということはなく，すべて自分の勉強になりますし，それが業務なので時間を見つけてやるしかないのかなという認識です。

教育することが自分自身の業務であるという認識を持つというのは大事なことです。個人的には自分で手を動かしている方が好きですし，楽しいですし，直接患者さんのために何かしたという手応えも感

じられるので，ありがたいことだと思っているのですが，ここは教育病院なのです。自ら診療することと同じくらい教育する必要があり，それが業務になるべき場所なのです。

　バランスをどう取るかという質問への答えとなるかはわかりませんが，後輩指導は自分自身の重要な業務であり，バランスを考えるよりは常に教育を考えるべきものなのかと考えます。

> **まとめ**
>
> 教育は自分自身の重要な業務です。平行してできることをやりながら，安全と教育を両立させましょう。

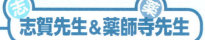

「考えさせる」指導

薬 志賀先生はベッドサイドラーニングとか，救急対応時のブリーフィングのときに気をつけていることなどありますか？

志 相手の状況を見て，消化できるように。シンプルに。

薬 シンプル！　なるほど。

志 質問に関しては以前お伝えしたように，「何を考えるか？　何がしたいか？」です（☞p14参照）。あと，絶対褒める。薬師寺先生のコツも聞きたいです！

薬 コツかぁ。考えさせることですね。簡単には教えないみたいな（笑）。

志 おー……焦らす……。

薬 時間があれば「ちょっと調べてごらん」とか言って。

志 調べるのは，いいですよね。

薬 ただ，調べているのがWikipediaだと，「君の主治医がWikipediaだったら幸せ？」とかきいちゃいます。情報のソース，信頼性を常に意識しましょうね，とお伝えしています。

志 UpToDate anywhereがいいね。7秒でベストエビデンス。

薬 ですね！ でも，自分がある程度英語できないと，質問されて自分の首を絞めたり……。

志 そういうこともありえますね(笑)。質問されると，たまに，自分が最新と思っていたことと違うことがあって勉強になります。

薬 でも，本文に書きましたが，やっぱり指導も重要な業務ですから。

志 ですです。

薬 それに見合った能力は指導医に求められるとは思います。

志 教わったやり方だけじゃなくて，エビデンスに基づいた実践的指導。忍耐と学習者の成長への愛情。大事ですよね。

「責任感をつける」指導

薬 あとは，責任感を感じさせることですね。

志 責任感はどうしてますか？

薬 忍耐は大事ですね。救急車が来るときは，来院までの時間でどこまで指導するか考えています。待てるなら待てるだけ待ちます。それが責任感にもつながります。あと，他項(☞p24参照)でお伝えしたように「僕は先生(研修医)の言う通りになんでもやるので，指示をください！」って言います。

志 自分で意見や答えを言わせる……。決断させるんですね。

薬 そうです。決断です。

志 大事です。ホントに大事。研修医が最も成長するのは任されたとき，とエ

自分自身の業務と後輩指導のバランスの取り方　　**105**

ビデンスもありますね。

薬 「○○をしようと思います……。いいですか？」みたいな感じだと，「先生が主治医ですから，従います！」って。「もし不安だったら，救急車くるまで15分あるから，自信つけてもう一度指示ください！」って言います。

志 思い切ってる！　英語だとautonomyといいますね。自主的に診療しながら責任感を持って学ぶこと。

薬 autonomyはプロフェッショナルの重要な要素ですね。

そして褒めながらけなすという酷い指導をします（笑）。

たとえば，「さすが先生！　Ａ（気道）よりも先にＢ（呼吸）の評価をするとは時代を先取っていますね！」

……文字にしたらただの嫌味やん！

志 褒めながらけなすって高等だ……。

薬 でも失敗も重要な学びですから。とにかく失敗に気づかせてあげつつ，次に繋げなくては。

志 心理的に安全だから，失敗できるんでしょうね。

薬 そこは絶対に保証します。

志 安全な環境を提供したいなぁ。そして，そのためにも指導医は心身ともに充実してゆとりがないとね！　そこに気づかずに研修医や同僚，他部門にあたる人も多い……。

薬 余裕を持つというのが，良いバランスの取り方への答えかもしれませんね。

志 ですねー。だらんとせず，緊張と余裕のバランス！

指導医自身について

レジリエンスの磨き方

薬師寺泰匡

1 レジリエンスとは

　志賀先生から，レジリエンスをどうやって磨くかというテーマをいただきました。そんなの僕が聞きたいです（笑）。

　レジリエンスって聞きなれない言葉かもしれません。レジリエンス（Resilience）はそもそも「回復力」「抵抗力」「弾力性」などと訳されます。もともとは生態学などの分野で使用されていた言葉が，心理学の分野でどのようにストレスに対抗するかという感じで使われるようになり，今ではリスク管理の分野で重要視される言葉となっています。弾力性という言葉が表すように，心折れそうなときでも柔軟に受け止めて跳ね返すような力のことを指しています。実は，低いレジリエンスは高い燃え尽き率と相関しています[1]。燃え尽きずに働くためには，高いレジリエンスが求められるわけです。まずは自分が燃え尽きないように，そして部下が燃え尽きないように，リーダーが考えなければならないポイントですね。

　レジリエンスの検討は，第二次世界大戦後，孤児収容所で発達に障害を持つ子どもが多い中，重い障害ではない子に一定の特徴があるという報告がなされたことに始まるようです。楽観主義的であったりユーモアがあるという認知的な要因や個人の記憶力などの能力に依存するとした内的因子と，社会とのつながり意識や支援の認識などといった環境因子が挙げられました。その後，様々な境遇の人や，レジリエンスの高い人の過ごし方などの調査が進み，こうした人の特徴がまと

レジリエンスの磨き方　　107

められていきました。現在はレジリエンスの度合いを評価するための
スケールもあります（表1）[2]。これを見れば，どういう人でレジリエ
ンスが高くなるのかが見えてくると思います。こちらを参考に，心が
折れずにすむ方法と，明るく過ごす方法について考えてみたいと思い
ます。

表1 ▪ Connor-Davidson Resilience Scale

1	変化に適応できる
2	親密で安心できる関係
3	時折，運命や神が助けになる
4	来るものは何でも対応する
5	過去の成功が新たな挑戦への自信を与える
6	物事のユーモアのある側面をみる
7	ストレスへの対処を強化する
8	病気や困難からすぐに立ち直る傾向
9	物事は故あって起きる
10	どんなことがあっても最大限の努力をする
11	自分の目的を達成することができる
12	絶望的なようでも諦めない
13	どの時点で助けを求めるべきかを知っている
14	行き詰まった中でもしっかりと集中し考える
15	率先して問題解決する方を選ぶ
16	失敗してもすぐにがっかりしない
17	自分を強い人だと思う
18	嫌がられる，あるいは困難な決定ができる
19	不快な感情を処理できる
20	直感で行動しなければならない
21	強い目的意識
22	生活をコントロールしている
23	挑戦することが好きである
24	自分の目的を達成するために働く
25	自負心

自己記入式で，全25項目を0〜4の5段階で評価。100点満
点のうちの得点の高さでレジリアンスを評価。80点程度が健
康な一般人とされる。　　　　　　　　　　（文献2より作成）

2 心が折れそうなとき折れずにすむ方法

　心が折れる瞬間って，どうあがいても道が見えないときじゃないでしょうか。これだけやったのに道が見えない。もうこの先に道はないのかもしれない。そんなことを感じるとき，ある意味絶望を感じたときに心が折れそうになります。

　救急で道が見えないときは患者さんの命がかかっていたりするもので，相当なプレッシャーとなります。では，どのように道を探し続けるか。絶対に見つかると信じられればよいのですが，根拠のない自信ほどやっかいなものはありません。

　というわけで，そんなときになるべく冷静に対峙するために僕が大事にしている言葉を提示しつつ，心折れない方法を提示します。

困難は分割せよ

　某予備校数学講師の言葉です。大きな問題が立ちはだかっても，意外とその問題は因数分解できてしまったりするものです。少しずつ解決するのもよいですし，他人に任せてしまうのもよいかもしれません。分解してみると，大きいと思っていた問題が小さく感じて，心折れずにすむと思います。自分が背負っている，自分だけが請け負える，自分がやらなければならないと思っている仕事も，視野を広げれば分割して何人かでできるものです。

急ぐな待て

　救急医という職業は，「急」という字が入っているだけに結果を急ぐことが多く，そして他者から急かされることも多いと思います。そして，素直に急ぎ続けて無理をし，イライラを募らせたりするとしんどくなってしまいます。

　そんなときはゴールを移動させてしまうという荒技を使うことがあ

レジリエンスの磨き方　　**109**

ります。もう1日待ってみようとか，いったん立ち止まって整理しようなどと声かけをして，集団を止める能力が大事になると思います。部外の人に対しても，待ったなしの状況でなければ，もう1日だけ待ってなどと甘えることも必要なスキルです。止まない雨はありません。時間にしか解決できないことも世の中にはありますから，無理にコントロールしようとしないスタンスも大事です。

「しゃーないやん」

　関西に来て一番学んだことかもしれません。「やっちまったなぁ」と自分や他人に対して思うことがありますよね。でもやっちまったものは元には戻りません。自分のコントロールの範疇外にあることをとやかく悩んでも仕方ないのです。

　いったん「しゃーないやん」という諦めのような言葉を口にすることで，やれる範囲でやるしかないよねと，少し前向きになれることがあるリセットボタンのような言葉です。ただし，しゃーないやんって言いながら何もしないのはダメですよ。

3 明るく過ごす方法

　福岡から岸徳に戻るとき，熱心に勧誘してくれた恩師に対して「なぜ僕なんでしょうか？　僕以外にも優秀な救急医はたくさんいます。なぜそんなに熱心に誘って下さるんでしょうか？」と尋ねたときの回答は今でも鮮明に覚えています。「だって明るいもん！」とのことでした。そのときは，明るいだけで職場が見つかるなら苦労しないぜと思ったものですが，様々な人と接する中で，明るく過ごすというのは意外に難しいのだと気がつきました。以下にそのルールを提示します。

Rule1　悲観的にならない

　悪い結果を予測することはとても大事です。それに対する策を練っ

たり，逃げ道を残しておくことで，最悪の状況を避けるというのも大事なスキルの1つだからです。

しかしこのときに，悪い結果を予測してただ嘆くのはお勧めしません。そういう未来はあって当然だからです。明日大事な人が死ぬかもしれないし，仕事がむちゃくちゃ忙しくなるかもしれません。でも，それは今悩んでいてもいなくても起こるかもしれないし，起こらないかもしれない。じゃあ悩むのは無駄です。そういうこともあるだろうと客観視して，冷静に対策を立てることが解決への道です。暗くならないのは明るくあるための絶対条件です。

Rule 2　怒られても嫌がられてもいい ─────────

中学高校時代の8月31日を思い出して下さい。翌日から学校です。大量の宿題が残っていて，なんとか明日までにやらないと大変なことになると，一生懸命頑張った人がほとんどではないでしょうか？　お疲れ様です。僕は，やらずに怒られるという選択をしました。どれだけ怒られ嫌がられ呆れられても，宿題を出しませんでした。数日は学校の教員にものすごく嫌味を言われましたが，僕は生きていますし救急医になっています。

怒られるのってとても嫌な気分になりますよね。怒らせないようにあれこれ気を遣うことも，すごくエネルギーがいることです。でも，相手のペースに合わせすぎて悩むくらいなら，とにかく怒られたほうが楽だったりします。一生の間ずっと怒られることって滅多にないものですし。実際，宿題を出さなかった僕を白い眼で見てきた学校の教員とは，今では絡むこともありません。少しの時間怒られたり嫌がられたりすることを，そんなもんだと受け入れると，「まあ怒らせとくか」と遠目から自分を眺めることができます。ただし，人に大きな迷惑をかけない範囲でどうぞ。

救急医には，嫌なことをそこまで嫌だとは思わないスキルが求めら

れているような気がします。

Rule3　多少の不謹慎には目をつむる

　慎み深く，様々なことに思いを寄せて生活するのが奥ゆかしい日本人の教科書的な姿かもしれません。個人的見解ですが，これをやりすぎると息がつまり，くらーい空気が流れます。

　かつて，解剖実習を行っていた医学生が切り離した耳を壁にあてて，「壁に耳あり，障子に目あり」とやったところ，退学処分になったという話が都市伝説的に語り継がれています。不謹慎すぎます。でも，僕なら許します。僕自身の遺体でそれをされたとしても許すと思います。何かしら，ストレスを発散させなくてはどうにもならないものがあったのかもしれません。意図的に遺体や患者さんを傷つけるという，人として絶対にやってはならないことをしたわけでなければ，必要以上の重圧を与える必要はありません。ただ，許せない人も世の中にはいるので，そこはしっかり配慮するように気をつけます。

　岸徳ではカンファレンス中によく笑い声が起こります。不謹慎ですよね。でも，笑うなとか，それは今言う話ではないという空気になると，ものが言いにくくなると思うのです。患者さんの管理に関する不備や知識不足があったりすると，突然真面目になりその点の指摘と改善策を練る方向に話が向かいますが，次の瞬間にはまた笑いあったりしています。あまりにも酷いネタだと，「不謹慎やぞ！」と笑い半分に注意したり，されたりしますが，カンファレンス室を出るとみんな突然マジ顔になり仕事に勤しみます。ユーモアと不謹慎は紙一重です。しっかり線引きをして場の空気をコントロールすることは，上司として大切な役割ではないかと思います。

救急をおもしろいと思うこと

　楽しいことをしているときの時間は早く過ぎますし，何時間やって

いても飽きません。このような時間は精神的に充実しているでしょう。僕の上司は，常々「救急はおもしろいんよ」と言い続け，症例のポイントは何なのか，どこが興味深い点か，エビデンスの限界と新規性がどこにあるのかなどを毎日解説し続けていました。そして，救急で大事にすべき4つのEがあるのだと言います。

> Experience
> Education
> Evidence
> Explore

　救急では様々な経験が待っており，経験から教えを受け，後進の教育にあたり，エビデンスから学び，エビデンスをつくるべく探求する。前向き思考ですね。いかなるときでも前向きに，救急はおもしろいのだと発信しつづける態度をこれからも大事にしたいです。夢があれば，きっと組織としてレジリエンスが磨かれていきます。

まとめ

レジリエンスは前向きな気持ちを背景に明るく過ごすことで身につくはず。夢を持ちましょう。

文献

1) Dahn H, et al：Pract Radiat Oncol. 2019；9(1)：e118-e125.
2) CDRISK The Connor-Davidson Resilience Scale.
   [http://www.connordavidson-resiliencescale.com]

志賀先生 & 薬師寺先生 ＜ 本音トーク

薬 レジリエンスですが，僕は困りました。

志 え？

薬 レジリエンスについて勉強すればするほど，自分にはレジリエンスがあるなと。

志 薬師寺先生は強いから？

薬 どうにかして身につけたものではないので……。

志 救急医は大抵レジリエンス高いですよね。でも，研修医の先生を観察すると，ヒントになるかもしれません。昔ほどレジリエンスの高い医師がたくさんいる時代でもないのかな……と。

薬 僕が初期研修医のときは，たぶん日本一忙しいのではないかと思うくらいに厳しい環境でしたが，少しずつ手を抜けるところを探して，なんとか継続させることを目標に頑張っていました。

志 手を抜く部分も大事ですよ。満点をとらない。

目標やビジョンを明確に

薬 目標を明確にもつ，ビジョンをはっきりさせるということは，レジリエンスを磨くうえで大事なのかなと思います。

志 それはホント！

薬 たとえば，「とにかく救急という仕事を継続的にしたいし，長く楽しく続けたい」というのが僕のビジョンなわけです。

志 私もいっしょです。

だけど，研修医はモラトリアムが延長している感じ。ビジョン探しの期間が伸びてる。薬師寺先生や私みたいなのはマイナーなんですよね。

薬 そもそもどうやってビジョン明確にするねん，と聞かれたら困りますが……。救急そんな好きじゃないし……みたいな人にビジョンを持てといっ

114　指導医自身について

ても辛いですよね（笑）。

志　ですねー。まぁ，その人が仕事上で楽しいとかやりがいをもったところを「なぜなぜしてもらう」のがいいのかなって思っています。

薬　なぜなぜする？

志　楽しいと思った経験をあげて下さい。たとえば，脱臼を治したときです。なぜ？ 脱臼を治したら楽しいのでしょうか？ ⇒患者さんの苦痛をとりのぞけたからです。

なぜ？ 患者さんの苦痛をとりのぞけたら楽しいのですか？ ⇒それが人の役にたつからです。

薬　なるほど。何が楽しかったのかを掘り下げるわけですね。

志　そうそう。そうすると医師になった原点がでますから。

薬　本当に純粋に自分のためだけに頑張れる人ってあんまりいないと思いますよね。

志　そうなんです。

ユーモアと不謹慎の違いは？

薬　話はかわりますが，ユーモアと不謹慎の壁はいかがでしょう。

志　絶妙なラインですよね。同じセリフでも，トーンや誰が言うかでユーモアだったり不謹慎だったり。

薬　この雰囲気をいかにつくるかこそがリーダーの仕事かと思うわけです。

志　ほんと！ そう！

薬　相当空気を読めて敏感でないと厳しいですね（笑）。

志　『EQリーダーシップ』だったかな。本で読んだのですが[1]。リーダーの気持ちやモチベーション喚起力が大事。ユーモアもその大事なもののひとつ，という感じだったかと思います。

科学……というと無機質ですが，最近は人の気持ちの科学が研究されていて，薬師寺先生が言うようにユーモアとかはもっとも「高度」なものなのです。

レジリエンスの磨き方　　115

薬 ユーモアの線引きは永遠の課題だ……。セクハラモラハラへのギリギリの攻めの姿勢と後輩への配慮の気持ちが同居しなくてはならない……。

志 politically correct (PC) とかひろがっていますしね。モラハラやセクハラは気を緩めるとだめなんで，私は気を付けています。お酒も控えめにして……。でも，許容される範囲では患者さんや同僚と笑いたいですね。

薬 笑いの文化って大事だなと思いました。大阪に来て特に。

志 大阪の笑い最高！　大阪で講演するのすきです（笑）。

薬 常に客観的に笑いを作りにいく姿勢大事ですね。

志 そうですね。薬師寺先生はうまいでしょうけど，私なんかよくすべっています。でもまたチャレンジ！

薬 計算された台本のような空気作りをリーダーは身につけなくてはですね。関西に来た経験は必ず将来活かさなくては……。

心と体の余裕

志 いい空気作りのためには心と体の余裕が必要！　睡眠やプライベートの時間。

薬 自分がまずは余裕をもつって大事な条件ですね。

志 そのためにはたとえば，瞑想とかヨガとかスポーツとか。

薬 ヨガ……瞑想……。なるほど……。

志 そういったものがないと，なかなか難しいですよね。余裕とメタ認知。

薬 岸徳の部長はサーフィンや水泳に興じておりますが，僕も積極的に取り組んでいこうと改めて思いました。

志 スポーツでもいいと思うんですが，とにかく没頭する時間ですね。なんなら田植えでも草取りでも……。薬師寺先生ならチェロでしょうか？

薬 はい。ちょっと現場から離れると自分を客観視できますものね。

志 仕事以外の時間は大事ですよね。誰にでもそういうプライベートな時間があってほしいです。

夜に怒鳴り散らす外科医の先生とかには，最近お気の毒だから，甘い飲み物をさしあげてます。

薬　お気の毒（笑）。

志　怒るのではなく，彼や彼女の気持ちや状況を慮って思いやるつもりでおります。これも心の余裕です。

文　献

1)　ダニエル ゴールマン，他：EQリーダーシップ　成功する人の「こころの知能指数」の活かし方. 日本経済新聞社, 2002.

> **指導医自身について**

保てている!?
ワークライフバランス

薬師寺泰匡

　昨今，ワークライフバランスの議論が活発です。「働き方改革」については厚生労働省が舵をとり推進に動いており，医療界にもこのビッグウェーブがきているのを実感します。乗るしかないこのビッグウェーブに！　ということで，ワークライフバランスについて考えてみたいと思います。

1 仕事と生活

　ワークライフバランスは「仕事と生活の調和」と訳されます。

　最近ではシフト制を敷いたり，時短業務を敷いたりして，個人個人のライフスタイルに合わせた働き方も提供されてきている印象ですが，過去には「医師は（特に若手は）病院に住み込んで働いているのが当たり前」というような考え方だったかもしれません。今でも同じような生活をしている人がいます。すごいな，よくやるなと個人的には思います。できないだろうしやりたくないなと正直に思う一方，そういった働き方を否定はしません。

　なにせ病院で生活するということは，「仕事＝生活」なので，これ以上に調和した状態はないわけです。これが最高の調和だと言われても，にわかに理解しがたいことかもしれませんが，仕事が生活と同化している状況は職人であればあたりまえのことであったろうと思いますし，命をかけて何か一本のことに取り組むことで開拓されてきた文化は多々あったことだろうと考えます。まさに仕事中毒（ワーカホリック）。

2 人それぞれのバランス

　問題の本丸は，この仕事中毒状態で何を犠牲にしているか，何を本人が犠牲にしていると思っているかという事だと思います。

　仕事をしていることで何も犠牲になっていないとしたら，それが最高のバランスですよね。仕事にとにかく打ち込みたくて，特に養うべき子どももいなくて，面倒を見なくてはならない親もいなくて，生活していけるだけの収入が十分あって，慎ましく何らかの趣味に没頭する時間が週に数時間だけあればいいという人であれば，そんなに仕事に対して払っている犠牲はないと思います。

　「そのような人生は他でもない自分を犠牲にしている！」「人生の半分以上を損している！」などと外野からとやかく言う事ではありません。そういう人生もアリです。

　ただ，僕は違うのです。子どもと一緒に遊びたいし，仲間と一緒に学びたいし，院外での交流も好きだし，他業種との関わりも好きだし，趣味の音楽（チェロを弾く）に没頭したいし，おいしいワイン飲みたいし，やりたいことがアレコレとあるのです。贅沢（わがまま？）なので，全部おろそかにしたくないとばかりにワークライフバランスを調整したいと願っております。

　世の中では「ワークライフバランスを保つ」ことを目標のように掲げておりますが，このバランスが千差万別であるということは，非常に重要なことです。

個人の裁量での労働環境

　近年は労働時間短縮が叫ばれており，医師も例外ではなく，無秩序な時間外労働に対するメスもどんどん入ってきております。

　では時間を短縮すればワークライフバランスは保たれるでしょうか？　実はそんなことはないはずなのです。世の中には働きたくない

人もいれば働きたい人もいます。個人的には仕事が好きですし，仕事の好き嫌いにかかわらず経験したい症例や手技を積極的に集めたいと思っている人だっているはずです。そして言うまでもありませんが，働かなくては賃金が得られません。できる限り長時間働いて賃金を得たいと考える人もいるかもしれません。

　ワークライフバランスは，突き詰めると，どこまで個人の裁量で労働環境を変えられるかという，裁量権の問題になります。「朝出勤して外来や手術などの業務を行い，午後は病棟回診をして夕方退勤。当直の日は朝から出勤して夜通し働いて翌日も朝から働いて夕方退勤する」という旧態とした画一的な働き方しか提供できなければ，この裁量権を奪うことになります。

3　医療現場での様々な働き方

　世の中の多くの人が画一的な働き方をしている状況においては，一人だけ違う働き方を認めるというのは難しい話になるかもしれません。村八分が起こります。

　ただし近年は病棟を持たずに北米型ERのように外来業務に専念するような業態も一般的になってきておりますし，逆に外来にかかわらず，病棟業務に専念する集中治療医やホスピタリストとしての働き方も増えてきています。この多様化こそ，働き方は変えられるということを証明しています。働き方を変えるということが不可能ではないのであれば，働き方改革は「様々な働き方を受け入れるか受け入れないか」というそれだけの問題です。

チーム内でのすり合わせ

　働き方を変えるというのは，勝手をするというのとはわけが違うと個人的には考えます。大切なのは，ワークライフバランスのとれるポイントや，やりたいことが個人個人違うので，すり合わせながらチー

ムとしての業績を担保していく態度だと思います。

　チームは時に単一部署であったり，もっと小規模なグループになったりするかもしれませんし，多診療科を包括するでしょう。たとえば，岸徳救急部は当直表を作成するときはみんなで話し合いながら作成していました。最低限の常勤医師としての出勤日数については病院の規定ですので，僕らでどうのこうのしにくい問題です。ですので，せめてカレンダー上の休日の出勤日数や夜勤のタイミングなどは，みんなですり合わせを行います。

　仲間の何人かは休日や夜間に積極的に出勤したがる傾向にありますが，できる限り休日を空けておきたい人もいます。何でわざわざ夜間や休日にという疑問もあるかもしれませんが，これは余分に賃金が得られたり，家族の休日の状況が左右していたり，むしろ平日に自分の時間を得たほうが人の数も少なく遊びに行きやすいなどといった考えがあるのだと思います。このような状況であれば調整が簡単です。

　ではみんな休日に来たくない状況であればどうしましょうか？　休日に来ても良いと考える条件を皆で考えるべきです。あとはチームとしての目標を「働きやすい環境づくり」と銘打って，多少の泥はみんなで被り合うくらいの心意気があれば良いのだと思います。

　そんなことを言ったって，まったくチームのことなんか顧みない個人プレイヤーはどうしたらいいんですか！？　という疑問もわくと思います。個人プレイヤーは個人プレイさせとけばいいのです。開業するなりして，完全に自分の裁量で働ける環境を作れば問題なかろうと思います。ただ，専門分化し高度化する医療の前では，1人で立ち向かう状況に限界が訪れてきています。結局これからの医師は，チームにどこまで貢献できるか，どのくらいの業績に関われるのか，病院内外でどのくらい自分には時間が必要なのかということと真剣に向き合わなくてはならないのではないかと思います。自分なりのバランスを見出し，周囲の人たちと共有し，できる限りみんなにとってベストのバ

ランスにすり合わせていくのが効率的であろうと個人的には考えます。

　もちろん，給与体系や勤務体系を変えるためには，病院全体の理解を得る必要がでてくるはずです。この壁を壊すエネルギーが部門長に求められることなのかなと考えています。

> **まとめ**
> ワークライフバランスのキモは**労働裁量権**。チームでベストなバランスを探しましょう。

志賀先生&薬師寺先生 本音トーク

働き方に他科から文句が……？

志　先生の職場でワークライフバランスを保った働き方をするにあたり，障壁となったのはなんでしょうか？　みなさん同じ方向を向いていた感じでしょうか……。

薬　救急科内では持ちつ持たれつという意識でやっているので障壁になることは特になかったです。救急科は基本的に朝の引き継ぎカンファレンスまでに来て，夕方の引き継ぎカンファレンスが終われば業務終了です。当直明けもカンファレンス終了後に帰宅します。

志　みんなチームでワークライフバランスを保とうという意思統一があるのですね。

薬 ……が，他科からは文句言われたりすることも当初はありました。

志 他科の文句はどんな文句ですか？

薬 他科からの文句は「なんで我々は当直明けも勤務なのに救急科は帰ってんねん」みたいなやつです。

志 「なんで早く帰るか問題」ですね……。どのように答えを打ち返しましたか？

薬 「睡眠時間を確保できる保証がある状況ではなく，夜通し働くことが前提になる業態である深夜帯の業務においては，極力救急科が担保することでタスクシフトして，当直業務をいわゆる宿直にして，救急当直は夜勤という業態に分けていく」ということを当時の部長が説得して制度が変わりました。

志 ばっちりですね！ みんなが働きたくない時間になるべく救急が働いて，みんなの負担をとる。それを責任者が説得して院内合意。

薬 部長会議はかなり紛糾したみたいですけど……。それが5年前の話です。今では働き方改革のこともあり，社会の風向きも変わってきております。できるなら完全なシフト制をめざしたいところですが……。

志 働き方改革はジェネレーションギャップとの闘いでもありますよね。

休みのルール

志 休みのルールについても本文に書いてありましたが，公平性のために気を付けていることはありますか？

薬 休みの公平性は特にルールがないのです。各自休み希望を出して，すべてなんとかなるように調整をかけていくという方針です。どうしても人が足りないところは全員集まって会議です。顔を合わせて，話し合いでシフトを埋めていきます。

志 完全なシフト制への理解って難しいですよね……。実際は深夜帯に寝ないで仕事をする負担はとても大きいものなんですけどね。

薬 夜間寝ないで仕事をしていたという自負も，多くの医師にはありましょう

保てている!? ワークライフバランス　　123

し，なかなか心からの理解を得るのは大変だと思います。

🔵 実際に夜勤で救急医が他科の負担をとったというエピソードを積み上げて，互いに感謝することが重なって，最終的には理解されるのかもしれませんね。主張することはするけどやはり謙虚に……。

🟦 感謝のエピソード大事ですね。夜間の病棟管理であったり，新入院患者の管理であったり，深夜帯になるべく救急科内で解決したりということをしつつ，徐々に理解されていった経過があったと思います。

── シフト制

🟦 本当はシフト制にして，月に働かなければならない最低限の時間を設定して，コマ割りしていくのが平等とは思うのですが……。少人数でどこまでカバーできるかという問題もありなかなか厳しいですね。

🔵 そうですね。あまりにシフトの中にいる人数が少ないと安全ではなくなるし……。
永遠の課題でしょうか。あとはタスクシフトをナース・プラクティショナー(NP)さんや救命士さんにお願いするとかかな。これも信頼されるエピソードの蓄積ですね！

🟦 NPさんの導入や救命士さんの導入により，極力救急医がしなければならないことを減らしつつ，少ない人数で安全性を担保する姿勢は大事ですよね。

🔵 ですね。法制度，診療報酬などもエビデンスを積み上げて変えていきたいです！

救急医自身の生活を守るには？

🟦 ある程度人がいればいいですが，救急医が数名といった状況では，どのように救急対応の安全性を担保しつつ，救急医の生活も守れるでしょうか。他科の協力を得るしかないとは思うのですが……。

🔵 それは私も悩んでいます。救急医の能力が高くなってしまいすぎると，い

ないときに困っちゃいますよね。

病院によっては，毎日救急医があえていないようにするそうです。週に1
〜2日の夜とかにですね。それによって，救急医のありがたみがわかった
り，人が減ってカバーできない際にも「いつものように」とカバーできる
……ということになるようです。

㊩ 確か京都府立医大に太田凡先生が異動されたときは，週に何回かだけの救
急対応ということにして徐々に広げていってましたね。みんなの協力が得
られなければ，そのようにして少しずつ門戸を広げたり，無理なく変えて
いくしかないというのが現状なのかもしれませんね。

㊓ そうです！ 凡先生方式がいいと思っています！ はじめだけ頑張ってだめ
よりは，徐々にだけど右肩あがりが好印象。

㊩ 徐々にだけど右肩上がり。いい言葉。

保てている⁉ ワークライフバランス　　125

指導医自身について

後輩の気持ちを動かす先輩になる方法

薬師寺泰匡

　後輩の気持ちを動かす先輩になる方法ですか。非常に難題です。素晴らしいカリスマ性とプレゼンテーション能力があれば，それだけで多くの人がついていくと思うのですが，なかなかそうもいかないもので困ります。僕から2つのアプローチを提示したいと思います。1つは他人の気持ちを動かす態度を身につけること。もう1つは選択権を与えることです。

1 気持ちを動かす態度

コーチング

　他人の気持ちを動かすには，日頃の態度を変えるのが大切になると思います。豹変しろというわけではありません。人が変わるために，どんな人がそばにいたらいいかということを考えてみましょうということです。これは，コーチングの態度が非常に参考になります。

　「コーチ（coach）」の語源は馬車です。馬車の「大切な人をその人が望むところまで送り届ける」という役割から派生し，コーチングは「人の目標達成を支援する」という意味で使われるようになっています。ひっぱり上げたり押し上げたり，二人三脚でも構いませんが，とにかく学習者をゴール達成まで送り届けてあげるのです。これまでの臨床教育は，おそらくsee one！ do one！ teach one！ という合い言葉とともに，学習者は勝手な成長を期待されていたのではないかと思います。主体性は大事ですが，ほったらかしでは人の気持ちは動きません。上手に主体性を引き出しつつ，前向きな気持ちを育てなが

らゴールに導くというプロセスが大事になります。

褒める癖

　オフ・ザ・ジョブトレーニングなどでシミュレーショントレーニングをやっていると，学習者がどのように自発的に確実に学んでもらえるかということを考えるようになります。シミュレーショントレーニングでは，学習者が自ら振り返りながら，指導者からフィードバックをもらう過程を重要視します。このとき，ネガティブ・フィードバックだけではなく，ポジティブ・フィードバックを行うことが重要です。

　第二次世界大戦中の話になりますが，海軍大将であった山本五十六が次のような言葉を残しています。

> やってみせ 言って聞かせて させてみせ　褒めてやらねば 人は動かじ
> 話し合い 耳を傾け 承認し 任せてやらねば 人は育たず
> やっている 姿を感謝で見守って 信頼せねば 人は実らず

　やらせてみて，褒めて，承認して，任せてみるというプロセスが大事だということです。ダメだダメだという批評家になっても相手は育たないと，戦時中から言われていたのです。人を動かすためにはポジティブな気持ちが必要です。まず褒める癖をつけて，相手が意見を聞き入れる準備ができた段階で，越えられそうなハードルを与えて，次も越えられるかもという気持ちにさせることが大事なのだと思います。まぁできないまま褒めても意味がないので，越えられそうなハードルを用意して，越えたという実績をつくることは必要です。そして，その後越えられそうで越えられないハードルを用意して，一緒に越えようと励ますのが正攻法なのです。一緒にというのも重要なポイントです。「やっとけよ」では人は動きません。

後輩の気持ちを動かす先輩になる方法　　**127**

これは実例ですが，以前，上司は僕に英語論文を書かせるために，後輩に日本語の論文を書かせました。そして僕に言うのです。「彼は論文書いたよ。先生も書かなきゃね。え？　後輩が日本語で書いたのに先輩も日本語で書いたらダメでしょう。そこは英語で書かないと」。そりゃそうだとなぜか納得してしまいました。気持ちが前向きなので，がんばってみようかという気持ちになれますよね。書きあげた論文はひどい英語でしたが，上司はべた褒めしてくれました。操り方が上手です。

　それから，これは言うまでもないことですが，指導のときに鞭やハリセンを使ってはいけません。気持ちは動くかもしれませんが，負の方向に動かすことになります。

2 選択権を与える

　さて，次に選択権について考えてみましょう。何かやらなくてはならないことがあったとして，それは自分がやらなくてはならないと思っているものなのか，やらなくてはならないと押しつけられたものなのかで，結構気持ちの乗り方は変わってきます。

　たとえば，やらなくてはならないことが2つあったとして，どちらかをあなたが，どちらかを後輩がやるとします。恐らく，「これやって」とお願いするよりも，「どっちやりたい？」と聞いて回答を引き出したほうが，自分で選択したぶん，責任とやる気を持てるのではないかと思います。期限を決めるときにも，「○○までにやって」とお願いするより，「いつまでにできそう？」と自発的な回答を引き出すのがよいと考えます。

マジックの技術

　ちょっと話が逸れますが，僕は昔からマジックを趣味にしており，あれこれ技術を勉強したのですが，参考になると思われる手法にマジ

シャンズ・チョイス（マジシャンズ・セレクト）というものがあります。田村正和さん主演のドラマ『古畑任三郎』において，「魔術師の選択」という話の中でも重要なトリックとして使用されていました。

　これは，自分が選ばせたいものを相手に選ばせてしまうという恐怖の手法なのですが，とはいえ練習すれば小学生でもできるようになります。たとえばAとBという2つのものがあったときに，Aを相手に選ばせたいとします。このとき，「どっちか僕に渡して」とお願いします。Aを渡されたら「じゃあこれを使いますね」と言ってマジックを進めるし，Bを渡されたら「じゃあこっちはしまっといて残してもらったこっちを使いますね」と言ってAを使ってマジックを始めます。相手はどっちを選んでも，自発的な選択だと思いながらAを選ばされているということになります。応用すると予言のマジックなどに使えるのですが，相手は自分で選んだと信じているので，驚き方もひとしおです。自分で選ぶということの影響力の大きさを毎回感じずにはいられません。「薬師寺，お前はいつもこんなこと考えながら他人を泳がせていたのか」などと責めないで下さい。マジックをするときしかやりません！　ただ，自分で選択するというのは，主体性を持ってもらう，相手の気持ちを前向きにするよいきっかけ作りになると思います。

子育てにも応用

　どんどん話が逸れて申し訳ないのですが，相手に選ばせるということを，子育てでも実践しています。僕は子どもに宿題や習い事の練習をさせたいけど，子どもはテレビゲームをしたりYouTubeを見たりしたいのです。そこで子どもに「宿題とゲームどっちからやる？」と問いかけます。「宿題」だったら宿題が終わってからゲームにします。「ゲーム」だったら「何時から宿題やる？」と尋ねて，自分でゲームをやめる時間を決めさせます。単に「宿題やれよ」と言っても，やっぱ

りやらされている感がでて気持ちが乗らないと思います。自分が子どもだった頃を思い出しても，「やりなさい」と言われてやろうという気持ちにはならなかったですし。

　ということで，多分この本に「コーチングを実践せよ！」などと書かれていても，やる気が起こる読者はあまりいないんじゃないかと思いつつこの文章を書いています。ぜひ，自らコーチングスキルを学ぶ気持ちを持ってもらえればと思います。

まとめ

気持ちを動かすには，自分で選択させて，自発性を大事にするのが良いです。

志賀先生＆薬師寺先生 〈 本音トーク

選択肢から選ばせる！

薬　個人的に，選択権とか裁量権を与えて泳がせるということは大事な行為だと考えています。

志　そうですね。「選択肢から選ぶ」ということがモチベーションを高めると思います。『選択の科学』（シーナ・アイエンガー）に書いてあったかな……。留意点が２つあります。

　まず，選択肢が多すぎると悩みます（ジャムの実験）。これは若者のモラト

130　　指導医自身について

リアムともつながるかと。もう1つはお見合い結婚のほうが長期的には幸せ。意外と選択肢が少なくても我慢強いとか前向きな人はそこで幸せになるということですね。

（薬）おっしゃる通りです。マクドナルドで，バンズの焼き加減を選ばせたら自由かもしれませんが，新たな悩みを生みます。

選択肢は限定的にして，選ぶという動作に主眼を置いた方がいい気がします。宿題を「やる」か「やらない」かに選択の幅は持たせず，いつやるかのみ決めさせるとか。

（志）そうそう！

たとえば，サブウェイとかは初めて行ったときに選択が多くて大変だったけど，今は？……ほとんどいつも同じ感じになっちゃう（笑）。

（薬）結局いつもの！ ってなっちゃいますよね（笑）。でも，最初に選択して満足したというプロセスがあって気持ちいいからこそ，また行こうってなるんだと思います。

（志）そうですね。確かに，人は自分が方針の決定に参加したプロジェクトやタスクにやる気が出るというエビデンスがあったと思います。だから，初期研修なら選択必修みたいな。この中から選んでねというかたちに。

（薬）選択必修も良い制度ですね。ゼロから自分でつくるのはアホらしくなりますが，ある程度の選択肢から選んでいくと，自分で作り上げる感じもできるような気がします。

方針決定に参加したほうがやる気がでるというエビデンス，ちょっと探りたいですね。どんな試験なんだろう。

（志）『選択の科学』にあったかなー。もしかしたら「モチベーション」の本だったか……。

ローテーションしたことも医師になったこともない人にゼロから選ばせるのは結構難しいですよね。

後輩の気持ちを前向きにするには？

🔵 志賀先生は，後輩の気持ちを前向きにするために何か気をつけていることはありますか？

🔵 3つあります。

🔵 3の法則！

🔵 1) 個人の背景を聞きます。出身地，大学，親の職業，部活など。

🔵 個人の背景というのは，あなたに興味がありますよというメッセージですか？

🔵 そうですねー。

2) 将来やりたいこととか，仕事や学生生活のときのうれしい瞬間などを聞きます。

🔵 うれしい瞬間を発掘するのは大事ですね。考えているだけで楽しくなるものですが，よく考えたら他人から聞かれたことないですね……。

🔵 3) 個人に乗り越えられそうな課題を調節して提示。成功体験をしてもらい，褒めます。

🔵 やっぱり成功体験ですね。

── 後輩ごとに「ペルソナ」を

🔵 これら1) ～3) をするときには，ずるいかもしれないけど，「ペルソナ」をつくるようにします。

🔵 ペルソナ……。『ジョジョの奇妙な冒険』でいうところのスタンドですかね？ペルソナをつくるというのはいろんな顔を持つという意味合いですか？

🔵 ペルソナ＝人物像ですね。今までどんな風に生きてきたか＝ペルソナ。1) 2) の質問から，「後輩はこういう人間だ」という人物像（ペルソナ）を作り，それをもとに，3) の成功体験へと導く。

🔵 なるほど。まさにオーダーメイド。

🔵 成功体験の喜びは，ペルソナの価値観から課題を紐づけると高まるかと思います。喜びや目標＝未来。そして，調節した課題から，成功体験を与えて，

指導医自身について

褒める（具体的に）。

🔵薬 これがある程度具体的であれば目標設定もしてあげやすいと思いますが，「うれしい瞬間」があいまいだったりすると，どうしていますか？

🟢志 本人のうれしい瞬間が，指導医の思った本人のうれしそうなときでないことありますよね。

🔵薬 おっしゃる通りです。

🟢志 なるべく，シフトの終わりに「今日勉強になったこととか，よかったことは？」と1年目でも6年目でも聞いています。短くやっています。2〜3分かな……。

長いと嫌がられますから，こちらも話しかける前に2〜3個のポイントに絞ります。

はじめは本人の振り返りを促していたのですが，最近は指導医と後輩本人のズレが面白いです。

🔵薬 勉強になったことをどのように報告してくれるかで結構タネをひろえそうですね！　そのズレは大事にしたいです。

🟢志 そうですね〜。

── 発言の背景は？　を意識して

🔵薬 シフトの終わりに「今日は救急車がこなくてよかったねー」なんて言われたら，志賀先生どうしますか（笑）？

🟢志 おー。そうですね……。「メリハリがあるのが救急だし，たまにはこういうのありかな？」なんて言うかと。薬師寺先生なら？

🔵薬 本気でうれしそうにしていたらちょっとがっかりですが，普段しんどいのかなとか思って「シャンパン飲むか？」とか誘いますね。うちの研修医は救急車が来ないと不安になる方なので，「救急車が来なかったとき，なに勉強してたの？」みたいな感じで掘り下げますかね……。意外と，好きな救急のパターンが発掘できたりすることがあります。

🟢志 発言の背景を探るのは大事ですよね。

後輩の気持ちを動かす先輩になる方法　　133

「こんなんで救急車を……」と言っている研修医や看護師さんは，お疲れだったり，接遇に問題があったりする人も多いですよね。自分もそう思っちゃうときあります。

薬 「こんなんで救急車を……」と言っちゃう研修医には「お，どんなのだったらよかった！？」とか聞いてしまいます。

でも，これを2～3分で見きわめて，上手に誘導して，課題を自然に与えられる能力が部門長には求められているのですね。

志 そうですね。必要なのは，

・観察力

・調節力

・褒め力，でしょうか。

指導医自身について

研究・論文執筆までをどう成し遂げるか

薬師寺泰匡

1 論文は書くべき？

僕は自分が論文を書くまでは，論文なんか書かなくても良いと思っていました。もちろん書かなくても生きていけますし，医師免許を失ったりしないのですが，医師も科学者のはしくれですから，自分の業績を論文として残さなければ，科学者として仕事をしていないも同然ということになります。

自分で論文を書くと，どのようにして論文が生み出され，どのように査読がなされ，出版されていくかという過程を経験することになりますので，論文の見方も変わります。

医師には臨床，教育，研究，公衆衛生という大きくわけで4つの分野の仕事があると思っておりますが，研究の手法を知って自分から発信できないことには，情報の送受信がうまくできず，他の分野での世界も狭まってしまいます。論文は書いたほうが良いです。

2 論文を書く・書かせる

やるかやらないかではなく，「医師は論文を書くものだ」という態度は重要です。このような態度の上司を持つか持たないかで，その組織の人間が論文を書こうと思うかどうかは大きく変わるのではないでしょうか？

では何を研究するかということなのですが，それは何でも良いはずです。日々の些細な疑問を，上手に検証できる形に落とし込むことが

できれば，なんでも研究になります。学生時代に，外来に本棚を設置して様々な本を置くことで外来の待ち時間のストレス軽減になるという論文を読みました。すばらしいです。患者さんの予後を改善するようなものでなくとも大丈夫ですし，数年前にはチョコレートの寿命に関する論文すらBritish Medical Journal（BMJ）に乗りました。なんでもよいのです。普段から部門長として，部下のささいな疑問を上手に論文化できるように誘導し，探究心をくすぐることが重要です。

症例報告

僕は最初に症例報告を書きました。「とにかく1回はやってみろと，学会発表でやることを文章化するだけだから」と言われ，やってみました。当然最初からうまくできるわけないのですが，助言をもらいつつ文章を修正し，投稿しました。

もっとも勉強になったのは投稿時でした。投稿の方法もさることながら，カバーレターの書き方だったり，雑誌ごとに形式が違うことであったり，引用文献の記載方法まで違うことは衝撃でした。また，査読者からのコメントにどのように返信していくかということも大変勉強になりました。これはやらなければ見えない世界です。

当時のボスは，「とにかく1回書いたらあとはどうにでもなるよ」ということを何度も言ってきましたが，その通りだと思いました。最初の1本を書くまでは根気強く誘い続ける必要があるかもしれません。

研究報告

自施設だけのデータで論文となると，なかなかまとまった検体数を用意するのが難しいし，解析にも難渋するかもしれませんが，近年は多施設研究も盛んに行われています。僕個人の話でいうと，EMAlliance のつながりで気道確保に関する多施設研究に参加しました。公衆衛生や統計に長けた医師とも繋がることができ，膨大なデータをも

とに臨床研究の論文を書くことができました。

　倫理委員会での許可の取り方，データの取り扱い，英語表現に関することなど，新しい経験ができ，学ぶことも多かったです。自施設だけで臨床研究が難しければ，多施設研究もあるという視点は重要です。上司として，後輩に紹介できる友達は多いほうが良いです。

論文執筆は大変？

　実際にどれだけの時間を論文にかけたかという点ですが，データ収集に月数時間，執筆に月数時間だったと思います。その他，海外の学会に発表に行った際に，論文完成に向けてひたすら執筆を続けた記憶があります。研究を頑張っていると国際学会への参加の道もひらけるというご褒美がありますので，僕個人はそれもモチベーションとなりました。国際学会では，海外の文化に触れたり，とても質の高い発表に触れたりすることができ，論文執筆はさらに加速しました。

> **まとめ**
>
> 普段から好奇心や探究心を大事にしつつ，とにかく1回は論文を書いてみることが重要！上司としては，その過程でさらなる興味を引き出しつつ，国際学会など楽しいこともチラつかせながら，コツコツと論文をつくっていく過程を応援することが肝心です！

参考文献

- Gajendragadkar PR, et al：BMJ. 2013；347：f7198.

志賀先生&薬師寺先生 本音トーク

「嫉妬」を利用！？

薬 わたしは，論文は自分が書くだけで精一杯で，とても後輩に書かせるなんていう状況ではないのですが。どうやって後輩に促していますか？

志 悪い人のように聞こえますが……「嫉妬」を利用しています。

薬 嫉妬！？

志 論文を書くのはかなりの時間と精神的エネルギーを使いますので，放っておいて書く人はそんなにいないかと。

薬 その通りです。何らかのインセンティブがないと……。

志 そう，インセンティブ！

―― 嫉妬の第一段階

志 サイクル1：救急医学会で発表
サイクル2：1を国際学会で発表
この国際学会のときに，登壇している様子や食事や観光をインスタ映え写真で，これでもかと上げてもらいます！

薬 なるほど。

志 これで嫉妬の第一段階。

薬 ちょっと質問を……。

志 はい，どうぞ。

薬 僕は毎年海外に行ったり，後輩も連れて行ったりしているのですが，「アーあの人頑張ってはるわぁ」みたいな感じで終わることもしばしばで……。嫉妬を引き出せない場合はどうしたら……。

志 嫉妬が出ない場合……ですか……。嫉妬をする1人目が出るまで続けるかと思います！

138　指導医自身について

薬 なるほど！

志 1人目が出たら，次が出やすい。あとは，ICEM（国際救急医学会）とか賞を取りやすい学会に出す。登壇＋受賞は強いです，嫉妬への呼び水が。

海外でインスタ映えは専攻医の2割くらいには響いているかと思います。

薬 後輩が国内学会で受賞した際には，僕が嫉妬して，後輩たちには響かなかった（笑）。

志 おー，そうなんですね……。

薬 下からの突き上げも原動力になるという良い体験でしたが……。

でも，こういうことを繰り返さねばですね。ここが一番大変な部分かもしれない。それでも折れずに頑張らなければ……。

── 嫉妬の第二段階

志 嫉妬の第二段階。

第二段階では論文執筆してもらいます（☞p135参照）。

薬 はい。

志 それで論文収載されたらTwitter，FaceBookなどにばらまきます！ 我々の部門からの科学への貢献ですから！ PubMedにのって引用されるよろこびを感じてもらいます。

薬 それも嫉妬する，しないの個人差大きいですよ……。

志 ここに嫉妬するのは1割くらいかも。

薬 興味があれば「おぉぉ！」ってなるんでしょうけど。

志 そうなんです。

でも，発信したり共有すると1割→2割となっていくかと。いかに嫉妬してもらい，内発的な論文執筆の動機をつくるか？

薬 嫉妬の第一段階に引っかかる20％を待ち，ここにさらに介入して第二段階に引っかかる10％を拾い上げるわけですね……。そして育てると。先は長い……。

志 ですねー。専攻医なら毎年英語論文を1つ書くのは，義務としています。

研究・論文執筆までをどう成し遂げるか

薬 義務！ もし書かなかったら？

志 月に1度のミーティングを繰り返して，可能そうなステップを提示して褒めながら進めています。罰則はないです。ただ，たくさん書いている人は国際学会に補助を多くします。国際学会にいけるようにシフトも組みます。

薬 インセンティブは大事だ……。

志 国際学会にいったらインスタ映え！ そしてやっぱり嫉妬です。

薬 書いたら科学への貢献ができるよという尊い目標と，書いたら豊かな生活ができるよという目に見える部分への刺激。ですね。

志 そうです。尊い目標！

　　……しかし，悪い人だなー。こう書くと。

薬 悪い人じゃあないですよ(笑)！ みんな感謝している！ はず！

指導医自身について

おすすめの良書

志賀　隆

みなさんは読書をされていますか？

　私もなるべく読書をするように心がけているのですが，月に数冊が限界です。臨床，教育，研究，学会の委員会活動など，医師の日々の生活はなかなか多忙ですよね。みなさまも忙しいと思うので，以下に私がここ数年読んだ読書の中からとってもよかったものを10冊厳選してみました。基本的にn＝1のものは入っておらず，エビデンスの集積となっている本ばかりです。ですので，わかりやすい語り口なのですが，1冊の本から得られる知識や知恵は「読みやすいが薄い内容の自己啓発本」とはまったくことなります。

1　教えることについて

『「学力」の経済学』

　あなたが文部科学大臣だとします。今は，来年度の予算組みの時期です。限られた教育予算の中で国民に説明できるようなベストの結果を出すことが求められています。「①幼児教育の無償化，②大学教育の無償化」のどちらかを選ぶ必要があります。科学的根拠に基づいて大臣が選ぶべきなのは？……「幼児教育の無償化」です。

　あなたのお子さんが中学受験にむけて一生懸命勉強しています。「定期テストの成績がよかったらご褒美としてゲームソフトを買ってあげる」とあなたのパートナーが子どもに約束しています。このご褒美はいいのでしょうか？……科学的にはOKなのです。

　このような，我々の学習に関する「個人的な考え」を，私の友人で

おすすめの良書　　141

もある才女の中室先生がエビデンスをもってぶった切ってくれる痛快
な本です。

（中室牧子：「学力」の経済学. ディスカヴァー・トゥエンティワン, 2015.）

『説得とヤル気の科学』

　「また彼は締め切りを守れなかった」「せっかく講義をしているのに
やる気を出してくれない」……部下をどうやってヤル気にさせるの
か？ を, 人のやる気を起こさせる7種類の要因（帰属意識, 習慣,
物語の力, アメとムチ, 本能, 熟達願望, 心の錯覚）にわけて解説し
ています。どのTipsも科学的な根拠に基づいているので, 明日にで
も自信をもって実践できる知る人ぞ知る名著です。

（スーザン・ワインチェック：説得とヤル気の科学. オライリージャパン,
2014.）

『使える脳の鍛え方』

　我々は「効率よく学習したい」と思いますよね。ただ実際は「学習は
辛いほうが深く定着しやすい」ということはわかっています。また,
期末試験前に一生懸命ノートを勉強してテストにのぞむという勉強
と, 頻回に小テストを繰り返して学習者が思い出すようにさせる勉強
のどちらがいいのか？ この答は後者です。学習は想起することで効
率が高まります。

　今の時代は, インターネットの時代だから, 知識ではなく考え方を
教える！ というのは正しい発想なのです。ただ, 正しく考えるため
には土台となる知識が必要です。また, 異分野であっても知識量が多
いと学習内容を, 「コンテクストや歴史」の中でとらえることが可能に
なります。当然このほうが学習効果は高まります。

　医師は, 教え方は学ぶようになってきたものの学習の科学への洞察
と基礎知識は「自分のやり方」に偏ってしまうことが多いので, 科学

的知見の詰まった本書はおすすめです。

（ピーターブラウン, 他：使える脳の鍛え方. NTT出版, 2016.）

2 キャリアについて

『選択の科学』

　動物園の動物の平均寿命は短い。 選択は生物の本能的欲求なのです。しかし，選択肢が多すぎる場合，ストレスが強すぎる場合はそうではないかもしれません。

　比較的人生の選択の自由度の高いキリスト教，逆に人生の選択の自由度が限られるイスラム教徒を比べた場合にうつ病はどちらに多いのか？ 結果はイスラム教でした。

　お見合い結婚と恋愛結婚のカップルの幸せ度は長期的にみるとどちらが高いのか？ 結果はお見合いなのです。

　死を前にした重症の子どもの治療選択を両親が決める米国と，医師が決め，両親は異議のあるときに意見するというスタイルのフランスでは，両親のストレスに違いがあるのか？ 結果はフランスのほうがはるかにストレスが低いと結果が出ました。

　我々が若手医師や医学生にキャリア選択のアドバイスをする際に自信をもってできるための基礎知識がここにあります。

（シーナ・アイエンガー：選択の科学. 文藝春秋, 2010.）

『その幸運は偶然ではないんです！』

　こちらの書籍は，「職場の変更時の注意」（☞p155参照）でも紹介しています。変化の激しい現代社会において，「目標を定めて努力する」ことは大事です。ただそればかりに囚われていないだろうか？ という問いかけをしています。

　偶然に目の前に生じた転機をうまく自分のキャリアに取り入れることはできるか？ 悩むばかりでなく実際に仕事についてみて失敗をし

つつ経験を通じて学ぶ重要性，など今までの計画通り・理想通りのキャリアに疑問符を投げかけています。非常に多くのケーススタディの集積から学ぶことができるキャリア論の大御所クランボルツ博士の著書です。

（J.D.クランボルツ，他：その幸運は偶然ではないんです！．ダイヤモンド社，2005.）

3 ご自身の充実したキャリアのために

『幸福優位７つの法則』

　成功したから幸せ？　幸せだから成功する？　どちらでしょうか？

　大学１年生のときの幸福度が，その時点の経済状態にかかわらず19年後の収入を予測することがわかっています。ポジティブな内容が20代の日記に多い修道女のほうが，ネガティブな内容が多い修道女よりも長生きをしています。これらの事実は何をしめしているかというと，ポジティブなマインドセット（心の傾向）をもつ人が幸福で成功しやすい，ということです。

　辛い日々を愚痴りながら努力するのも大事です。ただ，日々の小さな幸せを見つけられる能力もバカにしてはいけません。楽しい予定を立てて，予定を楽しみにして生きる効果など，多くの心理学的エビデンスがわかりやすくまとめてある良著です。

（ショーン・エイカー：幸福優位７つの法則．徳間書店，2011.）

『幸福の研究』

　我々の多くは幸福であることを目標に人生を生きています。しかし，幸福の達成に必要な科学的根拠について意外と知らない場合が多いのではないでしょうか？　たとえば所得を４分割した際に，幸福度が高いのは一番裕福な上位４分の１です。これについては，異論がないのでしょう。ただ，所得の増加が幸福度に寄与するか調べたところ，

そうでもないというのです。ここからわかるのは，裕福になると幸福になるのではなく，幸福だと裕福になるということです。

また，金銭的成功を重視している人は，そうでない人に比べて不幸であるということもわかっています。ほかにはどのような要素があるのでしょうか？

結婚と家庭，月に一度の同好会への参加などソーシャルキャピタル（社会関係資本），職場での経営者への信頼，健康，宗教，ボランティア活動などがあります。医師も日々，臨床・研究・教育に忙しいですが，どのようにして幸せな家庭やソーシャルキャピタルを築けるか？が大事なところです。著者のボック博士はハーバード大学の元学長です。この本もエビデンスぎっしりのお得な本です。

（デレック・ボック：幸福の研究. 東洋経済新報社, 2011.）

『やり抜く力 GRIT』

私はサッカーが好きです。サッカーの世界では香川選手が世界的なプレーヤーになっています。ただ，彼よりもおそらくサッカーセンスの高い選手がいます。柿谷選手という選手です。ユースの頃の彼はマラドーナのようでした。2人の差は「Grit」なのではないかと私は思っています。

ある程度の知能指数が医学部入学には必要ですが，単純に知能指数が医師としてのキャリアに影響するわけではありません。それは，科学的エビデンスからも東京大学医学部卒業の外科医や内科医ばかりが日本を代表する医師になっていないことからもわかります。

人生の成功者と呼ばれる人に共通するのは，「やり抜く力（Grit）」であると著者のダックワースは研究しています。そして，そのGritを伸ばすには，成長思考（自分はいつでも成長できるという考え方），楽観的な考え方，やり遂げる習慣，辛い経験の中でも自分が状況をコントロールできるという自信などが重要だと書いています。どうです

おすすめの良書　145

か？ みなさんも「いつまでも成長できる」ようにこの本を読んでみませんか？

（アンジェラ・ダックワース：やり抜く力 GRIT. ダイヤモンド社, 2016.）

『スタンフォードのストレスを力に変える教科書』

ストレスは多すぎると健康や精神の不調の元になりますよね。ただ，成長をしていくためには適度なストレスが必要なのも事実です。

ホテルの客室係で部屋の清掃をする女性たちに，「あなたたちの業務は立派な運動です！」と伝え，ポスターの掲示などをしたホテルと介入のなかったホテルでは，客室係の女性で違いはあるか？……4週間後には介入群で，体重・体脂肪率・血圧の減少があることがわかりました。

ストレスに対する反応は，自分の考え方でポジティブにもネガティブにも出るということを証明しています。本書にはどうやってストレスとうまく付き合いながら成長していくのか？ がエビデンスに基づいてわかりやすくまとめられています。

（ケリー・マクゴニカル：スタンフォードのストレスを力に変える教科書. 大和書房, 2015.）

4 マネジメントについて

『組織行動のマネジメント』

医師はリーダーになることが多いです。ただ，リーダーシップについて，理論やエビデンスを系統立って学ぶ機会は限られています。本書は組織行動（Organizational Behavior）についてわかりやすく，系統的に学ぶことのできる良著です。特に本書から学んで私が大事にしているのは，部下への権限移譲，情報の透明性，わかりやすいルール，の3点です。

リーダーは，「指示を明確に強く！」が必要なときもあれば「部下を

サポートすることをメインに」するときもあります。成長する組織であるために，部下が多様であり自己実現できる組織であることが必要になります。本書を手に取ってn＝1のリーダーシップから自信をもって臨機応変に対応できるリーダーシップに変化しませんか？
（スティーブン P.ロビンス：組織行動のマネジメント．ダイヤモンド社，2009．）

まとめ

読書をすることで寿命が延び，認知症の予防効果があることが知られています。また，人間の成長の欲求をみたすことで幸せになれることもわかっています。みなさまの幸せな読書生活にこれらのリストが役立てばと思います。

志賀先生＆薬師寺先生 本音トーク

志：薬師寺先生の好きな本は？
薬：僕，あまり読書しないのですが，先生は結構読むように後輩にもおっしゃってますか？ 僕は漫画をものすごい量みて，そこから得られるものを活かしているような感じです。
志：今って読書する時間なかなかとりにくいですよね。
薬：はい。
志：会話の中で，読書で得た知識を本とともにちょろっとすすめています。
薬：よほどおすすめされたら読んでいます。最近読んだのは「FACTFULNESS」。

おすすめされないと，勇気が出ません（笑）。買って時間かけて読んでナンジャコリャーってなったときの疲労感……。

（志）そうなんですよね。結構なコミットです。なので，わたしは参考文献てんこ盛りの本しかすすめていません。

（薬）そうですね。著者と意見が合わなくても，それなら客観的にみられますものね。

（志）そうなんです！ さすが薬師寺先生，深い！

（薬）おすすめ書籍あげていただきましたので，ちょっと見ていきたいのですが。

（志）はい！

「学力」の経済学

（薬）「学力」の経済学は，実は僕も買いました。

（志）さすが中室先生。リアルでもキレキレで最高なんです。

（薬）それでいいんじゃないかと思っていたことと，データが一致していて個人的には読んでいて気持ちが良かったですが，古来の教育方針を大事にする人はイライラするでしょうね（笑）。科学的に事象を理解して，公正な判断を下すという意味において，大変勉強になる書籍だと思いました。

（志）確かに，「FACTFULNESS」と通じる。

（薬）やっぱり読まれましたよね（笑）。「FACTFULNESS」は衝撃的でした。見ている世界がとてつもなく偏っていることを実感して怖くなりました。この怖さを大事にしておきたいと思いました。

（志）日本だと知識量の多さが大事にされますが，米国だと情報の解釈を正確にできることも大事にされます。

（薬）そうですね。ありのままデータを解釈することの難しさ。自分の書いた論文データすら正しく理解できないような世界だと個人的には認識しております。謙虚に……謙虚に……。

（志）データを解釈して失敗したりしつつ，伸びていくことが大事ですよね。そ

こが日本だとそれほど……。ホント，謙虚に謙虚に。論文を書くのはとっても勉強になりますよね。

🔵 ここを乗り越えないと偏見の塊になってしまいますから……。リーダーは公正であれ。

説得とヤル気の科学

🔵 読んだことないです。面白いですね，やる気を起こさせる方策。こんなこと聞くのもアレですが，実生活で役立ちましたか？

🔴 かなり役立っています！ 何度か読み返しています。

🔵 これは買わなくては……。

🔴 この本はあんまり有名じゃないんですが，リーダーや教える立場の人に強い味方ですね。

使える脳の鍛え方

🔵 これも読んでいないです……。

🔴 これもかなり良くて。医師は勉強ができるけど，学びの科学に疎い。効果的な教え方は勉強するけど，効果的な学び方は疎かだったり。

🔵 経験的にこうしたほうが良いと思っていることが，どう科学的に裏付けされているのか，またはされていないのかということに興味があります。

🔴 そうなんです。

🔵 これも買わなくては……。教える内容に自信はあっても，教え方が本当に良いのかどうかって悩み続けていますものね……。

🔴 「ストレートを打てるようになるまで集中」「カーブが打てるまで集中」よりも，同じ時間なら両方混ぜたほうがバッティングはうまくなる。

🔵 縄跳び上手になりたくて，ジャンプばかりする人はいないということでしょう。

おすすめの良書　　149

志 そうそう！

選択の科学

薬 これは良書ですね。有名すぎて。

志 ホント，一生役立つ知識いただきました！ 選択肢はあったほうがいいけど多すぎるとダメ。

薬 ハンバーガー店で，バンズの種類からスパイスの種類から，肉の重量まで選べたらみんな不幸になりますね。

志 それそれ。

薬 選択肢の提示方法を考える良いきっかけになります。

志 そうなんですよね。患者さんに説明するときとか。

薬 よく心停止時の蘇生をどうするかを患者家族さんに訊ねる際に，「どうしますか？」って聞いちゃう人がいますが，そりゃないだろと思います。無限の選択肢を与えるのは半分暴力です。

志 そうなんですよね。いきなり無限大はつらい。

その幸運は偶然ではないんです！

薬 これも聞いたことがなかった書籍です。キャリア論ということですが，そういう分野があるのですね。

志 そうなんですよ。私もそんなに詳しくないのですが。日本でもありますが，米国のほうが進んでいそうな印象です。背景や選択肢が多様なのが理由かなと思っています。

薬 医師のキャリアって狭く特殊な領域なので，どこまで広げつつ選択しやすい環境に持っていくかって難しいですね……。ケーススタディしにくい……。とりあえず，キャリア論に触れてみなければ……。

志 確かに。でもうまいことケーススタディできたら面白いのかも。そういう

意味では，救急医学会の救急医のキャリア集（救急医をめざす君へ）はいいですよね。

薬 体系的に吟味すると，とても大きな情報になりますね！　ありがたや。

志 いろんな背景を持ち活躍する先輩の生の声を吟味できる！

薬 しかも無料で（笑）。

幸福優位７つの法則

薬 ポジティブマインドは大事ですね。

志 大事です！　体力よりも。

薬 願わくばそうありたいですが，たまにネガティブスパイラルに入って嫌いな自分が出ます。

志 そうなの！？　無敵だと思っていた。

薬 愚痴を言っても，なににもならないので，過ぎ去るのを待っています（笑）。

志 私もネガティブになったら寝ます。熟眠できると，聖人になった気分。

薬 どうやってポジティブになれるかみたいなサジェスチョンは書籍内にあるのでしょうか？

志 ありますよ。楽しい予定を立てて，楽しもうとする。小さな喜びを大事にして生きる。

薬 これは絶対買いですね……。リーダーはポジティブでなければ！

志 凄まじい努力をして得た栄冠の瞬間しか喜べない人は，実は悲しい人。人生の大半が苦痛。

薬 なるほど……。

志 リーダーが前向きじゃないと組織がだめになっちゃうんですよね。リーダーの健康やメンタルは組織に伝播します。

薬 ですねー。これ読んでポジティブマインドのきっかけになるなら安いものです。さっそく注文です（既にポジティブ）！

志 おー！　ポジティブ！　かなり安い買い物です。

おすすめの良書　　151

幸福の研究

薬 一見すると抽象的ですが，先生のおすすめする書籍は，抽象的なことをデータで裏付けるようなものが多いような気がします。

志 確かにそうですね！ これも有名じゃないんですが，大事なエビデンス。

薬 説得力があります。占い師に言われたり，教祖様に言われるよりは。

志 ついついそっちの魅力にひかれそうになる人も多いですよね。でもやはりデータから考えていきたいし，そのほうが友人にシェアしやすい。

薬 宗教に馴染みのない人が多い，自覚していない人が多い日本だけに，改めて読んでおきたい書籍ですね。個人的には幸福で裕福になりたいので，この本に売れて欲しいです。あ，この本って，我々の書籍です（笑）。

志 幸せな人が裕福になるみたいだから売れるかも……なんてポジティブに。

薬 売れてくれたら幸せ（笑）。ポジティブに楽観的に考えておきます。

やり抜く力GRIT

薬 やり抜くって実は才能ですよね。

志 才能です，もっとも重要な。やり抜く背景にある，消えない炎のような情熱も。

薬 諦めさえしなければ挫折は死ぬときにしか訪れないと思う一方で，叶わない夢を追い続けるいばらの道を思うとしんどくなる気持ちもあります。

志 叶わないいばらの道もありますよね。

薬 進んでいないように見えても，炎を燃やし続けられるか……。叶わないような夢に向かって炎を燃やし続けられるか……。

志 「自分の能力をメタ認知してどこであきらめて方向転換するか？ 後悔はないのか？」を考えながら生きられたら。

薬 メタ認知は重要ですね。

志 成功している人の共通点は，猛烈なエネルギーと正確なメタ認知とか言わ

れますもんね。

（薬）この書籍も読んでいないので，頭を整理しながら読んでみたいと思います。

スタンフォードのストレスを力に変える教科書

（薬）これ読んだはずなんですが覚えていません……。なんということ……。

（志）他に比べると印象が薄かった？

（薬）そりゃそうだろと思って読み流した可能性が……。僕は無意識に普段から
やっていることのような気がします……。

（志）確かに，レジリエンスが高い人には意外性は少し欠けたかも。後輩指導と
かにも役立つかなって思っています。楽すぎてもダメ，辛すぎてもダメ。

（薬）「ストレスなさそうでいいね」なんて他人に言ったことある人にはおすすめ
かもしれないですね。ストレスないわけないだろって（笑）。

（志）それは核心ついている。「ありさんだって悩んでいる」（私の上司の言葉で
す。納得）。

（薬）上手にいなせるかどうかですけど，いったい自分はどうやってそれを身に
つけたのか……。

（志）思い当たるところは？

（薬）うーん。負荷を攻略した自信の積み重ねなんですかね……。

（志）それはとっても力強いなあ。

（薬）潰されない程度のストレスを周囲がかけ続けてくれた結果なのかもしれま
せん。ラッキーです。

（志）薬師寺先生のGritあってからこそかもしれません。レジリエンス大事です
よね。

組織行動のマネジメント

（薬）これも良い本でした。

おすすめの良書　　153

志 いい本ですよねー。データぎっしりで分析丁寧。

薬 リーダーとはかくあるべしというのを丁寧に解き明かしていくような感じ。ものすごい説得力です。

志 そう！ しかも立ち上げ時に必要な型とか，維持のフェーズの型とかいろいろと。

薬 これが自分で体現できれば……。だいぶ前に読んだのですが，今読むとまた違って見えるかもしれません。

志 局面に応じて切り替えるのは容易でない……。

良い本ってそういうのありますよね。今回ご紹介するにあたり，私も読み返して一番得してしまった。

薬 あれ？ この本を僕が読んだのって志賀先生から紹介されたような気がします……。

志 EMAllianceのフェローシップ？ 紹介してます。部門長のほうで。

薬 そうか，そういうことだったか……。そうであれば1年ちょっと前ですね。そんな前じゃなかった。でも改めて読んでみよう！

さて，様々な書籍を教えていただきありがとうございました。おすすめ漫画なら紹介できるのですが，それはまたの機会にしておきます。

志 とんでもないです。一緒に振り返れて楽しく学べました。漫画も大好き。

リクルート

職場の変更時の注意

志賀　隆

職場の変更は誰にとっても一大事ですよね。簡単に決められません。

1 情報収集はどうやって

就職の際には，もちろん上司や同僚の雰囲気と自分がマッチするのがとても大事です。ただ，それだけではなく病院の理念，他の診療科の雰囲気，看護部門の姿勢などいくつか見るべき点があります。そのためには，「上司とよく話す」「専攻医とよく話す」「病院見学」の3つが王道であろうと考えます。

私の実体験

以下は私個人のエピソードです。私も沖縄の米軍病院にいた際に「次は福岡の病院のERで働く！」ということで，住居を見に行って「初めての福岡生活たのしみだなあー」と考えていました。そうしたところ，携帯電話に着信があり，「●●病院のIだけど，先生が行こうとしている九州の病院の救急部門，人事異動あるみたいよ。大丈夫？」との寝耳に水の話が……。これは困ったと思い，就職予定だった九州の病院に電話をしました。そうすると，どうやら人事異動がいろいろあることは間違いない，とのことでした。急遽就職予定の病院がなくなった私は窮地に立たされました。

たまたま，お誘いのあった病院で働く先生と知り合いだったことがあり，お電話をすることにしました。そして，

- 仕事内容の面
- 給与などの条件面
- 米国留学などの将来について理解を得られるか？

などを，比較的ざっくばらんにお話をすることができました。その後，再度見学に行って病院を見せていただき，将来の計画や病院のスタッフの雰囲気をみて就職を決めました。

この病院が沖縄県の浦添総合病院でした。自身としてはヘリコプターに特別興味があるわけではなかったのですが，離島医療のお助けになるということでフライトドクターとして関わらせていただきました。また，岩野先生，斎藤先生というとても素晴らしい指導医にも恵まれて充実した2年間の救急・集中治療の研修をすることができました。そして，目標であった米国での救急医のキャリアを米国のミネソタの世界的メディカルセンターであるメイヨークリニックにて開始できたのです。

2 キャリアの選択で迷ったら？

40代になり私もキャリアの相談を受けることが多くなってきました。その際に，私が相談者の方に提案しているのは「なぜなぜ分析」です。

たとえば，「内科のレジデントとして米国に行きたい」→「米国のほうが臨床研修制度がしっかりしている・最先端の医療だから」→「日本の研修医に最先端の教育や制度を提供したい」といった具合に掘り下げます。

この作業をすることによってご本人の「モチベーションの源」を確認することができます。キャリアの中で順風満帆でないときもあります。苦境に陥ったときに「なぜ今の道に進んだのか？」と戻れる原点があるとレジリエンスに繋がるのではと考えています。

3 あなたはどんな人？　何が好き？

また，ご自身の価値観やライフスタイルについても，うかがっています。

たとえば「仕事も大事だが，アフターファイブも楽しみたい，週末は友人・家族と時間との時間を取りたい」というライフスタイルのレジデントの先生がいたとします。彼が，「肝臓外科に進んでトップナイフになりたい！」と言っていた場合，なかなか両立が難しそうだ，と多くの人が思うでしょう。もちろん，ライフスタイルのほうをあきらめてキャリアに邁進する方も多いかと思います。中には，うまく多忙な外科医と充実した私生活の両立を成し遂げる方もいらっしゃります。ただ，長いキャリアの中でライフスタイルや価値観をあまり押さえつけていると幸せな人生になれない可能性もあります。

「自身の大事にしているものは何なのか？」をよく考えていただき進路選択をするようにお手伝いをしています。

4 偶発的に変わっていいものなのか？

私がおすすめしている理論があります。それは，クランボルツ博士の「計画的偶発性理論」です[1]。「変わりゆく世の中で，キャリアは当初思っていたほど計画通りには進まない」という考え方ですね。そして，変わりゆく環境・世界の中で自分にとって最良の選択肢を選べるよう勧めています。

以下に抜粋した7つのレッスンをご紹介します。

- 将来の目標が確定している必要はない（確定していることは悪いことではない）
- 現実は自分が考えている以上に選択肢を提供しているかもしれない
- いろいろな活動に参加して好きなこと嫌いなことを発見する

- どんな経験も学びになる
- 間違いを犯し，失敗を経験しよう
- 仕事以外の満足感を得らえる活動に参加する
- 新しい考えや経験にオープンである

　実は自分らしさや自分の価値観は，時代や環境とともに変わっています。時折内省をする時間や友人・家族と語らう時間を持つようにしましょう。それによって，偶発的に訪れるチャンスをつかむことができるようになるかもしれません。

まとめ

- 迷ったらなぜなぜ分析！
- 自分の価値観を見据えよう！
- 偶然の機会をとらえるにはどうしたら？

などが大切です。

1）　J.D.クランボルツ, 他：その幸運は偶然ではないんです！. ダイヤモンド社, 2005.

志賀先生＆薬師寺先生 ＜ 本音トーク

モチベーションの泉

薬 キャリア難民が結構出てきているような気がしています。選択の幅が広がりすぎて逆に不自由というか……。

志 はい。増えているような。そのあたりは「選択の科学」ですね。3〜4種類の選択肢のほうが悩まず幸せ。20とかになると大変……。

薬 「どうしてその道に行きたいのか」というモチベーションの泉を探索するのは上司としてありがたいアプローチですね。

志 どうやってその泉を探索していますか？

薬 僕は興味で聞いてしまいますね……。「その道に行ってどうするの？」「最終的にどんな風になりたいの？」って。

志 それはいい聞き方ですね！

薬 そこがわからないとアドバイスのしようもないので。

志 私は「なぜそちらを選んだの？」って聞いちゃう……。でも，それより未来志向のほうがいいなぁ。

薬 いやいや志賀先生がされるように，「なんでそういう風になりたいと思ったか」というモチベーションの泉を探るアプローチもいいですね。隣のバラが赤いだけなのか……。
意外とゴールが不明瞭な場合もあってアドバイスに苦慮することもあります。

志 確かに，そういう場合もありますね。でも応援が基本だなー。

薬 ゴールはぼやっとしていてもいいので，大まかな方向性だけ確かめて，なんでそうなりたいと思ったのかを掘り下げると，ゴールがあいまいなままでいいので圧迫感がないですよね。応援しやすい形。

志 確かに。

職場の変更時の注意　159

薬 「どうなりたいの？」って聞いちゃうとプレッシャーがあるかも (笑)。

志 圧迫感……注意しないと……(汗)。

安全な雰囲気というか，どんな道でも応援しているよって！ 感じを……。
でないと，相手もうまく相談できないんでしょうね。

先生達は始めにどうなりたかった？

薬 僕なんか最初は性別適合手術したい人だったのに今では救急医……。

志 おー。私も整形外科→精神科医→家庭医→救急医。

薬 今思えば，根本をたどると，「ニーズに応えたい」というところだったのですかね……。

志 「受け止めるよ！」って素敵だなぁ。私は誰かの役に立っている実感がないと，空虚な自分が倒れてしまいそうだからな。

薬 誰かの役に立ちたいという思いは，たぶんみんな少なからずあると思うんですよね。

志 そうですよね。人の欲求だし，生きがいだし。

薬 僕は最初は少数派の強いニーズに応えたかったのです。ただ，救急のニーズの大きさに絶望してこの道に行くことにしました。もっと応える人が必要だって。良いタイミングで応援されたのもありますが，結構いろんな人との出会いで人生変わっちゃいますよね。

志 人との出会い，ドラマ(ERに関係する)との出会い，いろいろですよね。それでいいのだなぁって思っています。才能をみつけてくれる出会いやきっかけは大事。

薬 僕も結局ER診療という形で救急に関わりたかったのですけど，根本がニーズに応えるというところだったので結局集中治療までやってみたり……。根本がぶれていなければどこで働いても困らないような気がしています。

志 そうそう。私も根本が一緒なら，国がちがってもフィールドが違っても応援している。

才能がないとニーズに応えられないから，薬師寺先生は立派です。

🔵 これがうまくいっているとしたら，発掘して伸ばそうとしてくれた諸先輩のおかげです。

🔵 先輩が発掘したくなるような才能だったのでしょうね。

🔵 正直枝葉ですよね。職場環境とかは……。

🔵 できる人にとっては！

🔵 それにしても先生が最初福岡で働こうとしていたとは……。僕は食事につられて福岡に行ったので恥ずかしい限りです。完全に枝葉につられました。

🔵 そうなんですよー！ 福岡徳洲会で働く気満々だった！ 私もちょっと福岡の街につられていました……。

🔵 自分のモチベーションの根本をどう体現するかというところで，我々は選ぶ道が異なったということですね。とても面白いです。

🔵 ですねー。

> リクルート

どうやって人を集めるか

薬師寺泰匡

1 リクルート

　近年，初期臨床研修病院の定員は削減され，後期研修のシステムも整備されています。おそらく今後は，診療科ごとの人数もある程度制限されていくのではないかと思われます。とはいえ，今は完全に研修医の売り手市場。どこの病院も潤沢に人がいるわけではありませんし，優秀な部下が欲しいというのは誰もが抱く気持ちだと思いますので，争奪戦が繰り広げられています。

　どのように人材確保するかということは重要なテーマです。個人的に，リクルートには医師人生の早いうちから関わっていました。徳洲会病院に入職した頃はまさに逆境で，世間からの逆風が吹き荒れておりました。徳洲会病院は怪しい組織というイメージがつきまとっており，これを払拭したい，研修医仲間が欲しいと思ったのがきっかけでした。しかしなかなかに難渋したのが事実です。

　あれこれ試行錯誤しながらも，実際にリクルートに携わる中で気づいたことを書いてみたいと思います。黙っていてもたくさん見学に来てくれたり，応募が多数きたりする施設にいらっしゃる方はあまり参考にならないと思います。

ありのままを伝える

　見学なり入職なり，自施設にきてもらうためには，とにかく病院の実情を伝える必要があります。人によっては事前情報により，施設に

対して実際よりも評価が高すぎたり低すぎたりと，まったく間違った情報を有していることがあります。そのため，なるべく正しい情報を提供することが重要です。

　ここで注意です。良いことだけを伝えたくなる気持ちをグッとこらえて，ありのままを伝えることが大事だと思います。誠実さを欠いた勧誘をして，見学に来てもらったときに施設の有様が事前に伝えた情報と異なっていると，ものすごく落胆させることになりますし，負の感情は簡単に伝播します。

　これは言うに忍びないな……と思う部分があるとすれば，それはそのまま自施設の改善点になりますので，施設をあげて対応する部分が目に見えることにもなります。どうにも改善が難しいことであれば，それを補って余りあるメリットを何らか考える必要がでてくると思いますが，まずは正直に。

見学の道を開く

　実際に施設の様子をみてもらうというのがとても手っ取り早いです。徳洲会はこの点，グループをあげて見学学生へのアプローチをしていて勢いを感じました。

　毎年各大学でのグループ病院説明会を開催し，見学に来たい学生には交通費を半額もしくは全額負担するなど，来てもらうための経費を惜しみません。未来への投資と個人的には考えていますが，やっていない組織でどのようにそのシステムを立ち上げるのか，立ち上げられるのかと聞かれると難しいです。完全に旅行がわりに見学にいらっしゃる方もごく稀に見かけますので……。ですがやっぱり，ここぞというときには交通費を出してでも来てもらうことはしても良いと思います。医師のリクルート会社や求人サイトに依頼するよりはよっぽど経費がかからないです。良い経験をしてもらうと，口コミが広がって勝手に宣伝してくれます。

ニーズをどこで拾うか

救急科にどうやったら人が増えるかということを常々考えていたのですが，研修医からの意見は大変参考になります。自施設が変わっていくことはもちろん大事なことだとは思いますが，自分たちがメリットとも思わず，当たり前のように行っていることが研修医には魅惑の果実に写っていることもままあります。それを宣伝時に前面に押し出していくと良いです。

当科で研修したいと思っていない研修医にも，「もしうちで後期研修するとしたら，何がメリットだと思う？」などと聞いて，良い点を研修医目線で教えてもらうと，ヒントが得られるものです。その際に，デメリットも聞いてしまえば，それもそのままニーズの拾い上げになります。研修医が求めていることが，自施設にはないのだと知ることができます。

特別感を伝える

最近の傾向では，個別の大学説明会で勧誘するよりも，大規模なレジナビフェアなどの説明会に行ってリクルートするほうが見学のきっかけになりやすいと実感をしております。ああいった機会をぜひ有効活用して欲しいと思います。

しかし，多くの病院が集まる中で「どうやってアピールするか」という点については工夫が必要です。個人的には当たり前のことを伝えないことを重視しています。指導医が多数いる，多くの研修医を教えてきた，休日が担保されている，勉強会が定期的に開催されている，学会活動や研究活動の応援体制があるなどは，最近では当然のことのようになっています。当たり前のことを強調されても，それは逆効果となります。

たとえば，ハリウッドの超大作を「自然と見間違うほどのCG！」とか「ストーリーに没入できる自然な演技！」などと押し出そうとす

ると，かえってショボく見えるような感じです。最低限必要なところは整備しつつ，自分の所属施設にしかない，他施設にはないアピールポイントを理解して，それを猛烈に情熱的に押し出していく態度が大事なのです。

岸徳ですと，だんじり祭（予定された災害医療），僻地離島での救急医療，見通しのよいERとICU，関西トップクラスの救急搬入件数とwalk-in外来患者数（圧倒的な経験値），などと言う点において他院との差があると考えております。ですので，ひたすらそこを中心に伝えるわけです。

レジデントの勉強時間が多い，飲み会が多い，設備が特別，有名人がいる。何でもいいです。ややもすると弱点とも言われてしまいそうな事柄でも，素晴らしいことであるというように伝えると，素晴らしいことであるように伝わります。ジャパネットタカタが他のお店と違うのはアピール力です。見習って下さい。

2 僕はどうやって心が動いたか

僕は食事につられますので，美味しいものを何回も食べさせてもらって就職先を選んできました。冗談はさておき，問題は食事のときのお話です。

先述のような，僕が欲しいと思っている環境をどうやって一緒につくっていくかと言う話や，施設のこれからの話などをひたすら情熱的に伝えてもらいました。今は○○をやっている。これから○○をやっていこう！　というような前向きな話をひたすらにされたのです。未来志向は最重要ポイントです。未来のない施設に人は集まりません。これが具体的であればあるほど，自信を持って一緒に歩む気持ちになれます。

そして，もう1つ重要な要素が責任です。当時ボスは，僕を勧誘するときにこんなことを言ってきました。「私が責任を持って，日本を

代表する立派な救急医に育てます」。これで陥落しました。1人の人生に責任を持つと言うことは並大抵の決意ではできないことだと思います。上司としての器の大きさを見た気がしました。

まとめ

リクルートは積極的に！ 現状を正直に伝え，未来志向の話で相手の興味を引きましょう。

志賀先生&薬師寺先生 本音トーク

ニーズを超えたところを刺激！

薬 どうやって人を集めるか。

志 おー，大事なテーマ。薬師寺先生のズバリなコツは？

薬 10年間，ひたすらこれを考えて医師を続けていたような気がします。後期研修医がベイのようにどんどん集まるのはすごいなぁと雲の上を眺めるようでした。いまでは研修医は毎年多くの人が志望してくれるようになりました。
ニーズを拾うことをとにかく意識し，ニーズを超えたところを刺激できればと思って発信していました。後期研修医については，この点がボケていたのかもしれません。

志 ニーズを超えたところ！ 具体的には？

薬 幅広い分野のコモンディジーズを，ある程度困らないように初療担当できるようになりたいなという人がいたとして。

志 はい。

薬 圧倒的な症例数を前に，「それは当たり前のようにできるようになりますよ」とお伝えしますし，見学に来てもらって，当たり前のようにできる研修医を見てもらいます。

志 おーそれはいい！

薬 そして，「ある程度困らない程度の医師……なんて低い目標はやめましょう」と。

志 これはいい殺し文句！

薬 圧倒的ですからね。

志 圧倒的！　症例数はすごいアピールですね。

薬 実際，初期研修医1年目で1,000件の救急車対応をした人もいました。

志 それはすごい！　やはり，論より証拠ですね。

薬 できるわけないとみんな思うのですが，どういう風にサポートされているのか，どんな体制で診療しているのかということを見てもらうと，意外といけるかもと思ってもらえます。

志 身近に「ものすごい成長をした先輩」がいるのはいいですね。人集めは難しいなー。今も奮闘しています。

薬 でもこれが，専攻医を募集する際になかなか響かない……。

志 え？　そうなの……？

── どこをアピールするか？

薬 多分，臨床だけでなく，研究とか，教育とかがもっと充実していないといけないのかなと思っています。

志 確かに……。
ベイのいいところは，ERもいいけどICU，GIM，GSもいいところかな。

薬 初期臨床研修医とは言いますが，救急科「臨床」専攻医とか後期「臨床」研修

どうやって人を集めるか　　167

医とかではないわけですから，より幅広い知識が得られる環境というのはいいですよね。

志 そうですね。教育の体制，研究の体制，コラボの体制などが後期にはアピールになるのかも。

薬 ベイのいいところは，「こういう風になります」という専攻修了時の姿を明示している点なのかなと思いました。

志 今準備中の成田では，留学とか社会人大学院をプラスアルファの魅力にできたらなーと……。そうですね，アウトカムの提示ですね。

薬 留学や社会人大学院での学びやすさはメリットですよね。響く人には響く，でも響かない人には響かない。

志 ですねー。うちはヘリコプターないので。ハードウェアではないところで勝負します。

薬 勝負所を提示して引っかかってくれたら良いのですが，そこまでパイが大きくない世界なので難しいです。

志 確かに。

薬 本当に，よく毎年あんなに専攻医が集まるなと感心しています。ひたすらに。ただただすげーなと。

志 そのあたりは，EMAllianceでみんなでパイを広げています。楽しみながらパイを広げる。

薬 そうですね。パイを広げるって大事なことですね。

志 あとは，薬師寺先生と私はTwitterでパイを広げている！

薬 パイ広がってるんですかね（笑）。この本でパイ生地増し増しにしないと（笑）。

志 2004年：354人，2005年：1,867人，2006年：2,291人，2007年：2,509人，2008年：2,701人，2009年：2,850人，2010年：3,035人，2011年：3,219人，2012年：3,374人，2013年：3,614人，2014年：3,822人，2015年：4,084人，2016年：4,302人，2017年：4,582人，2018年：4,791人，2019年：5,022人

これは救急科専門医の数です！

🔵 この数字は勇気出ますよね。ついに5,000人！

🔴 10,000人にしたい！ 確実に時代はこちらに！

🔵 ですね！

ますます頑張らないと……。

心を動かされる一言

🔵 ところで，僕が心を動かされた一言。

🔴 おー！

🔵 「責任を持って，日本を代表する立派な救急医に育てます」

こういう，殺し文句みたいなの志賀先生持っていますか？

🔴 本文にも書いてあった！（☞p165参照）しびれる！

「先生もいろんな救急医と働くでしょう。でも歴史を動かす救急医と働いた

って孫に自慢したくない？」

🔵 歴史を動かす救急医……自分のことをそこまで言えない……。

🔴 薬師寺先生も歴史を動かしています。間違いなく。

🔵 NHKのドキュメント番組みたいになってますよ（笑）。そのとき歴史は動い

た！

🔴 覇気といいますか……。私は国を救う救急医をめざしているから一緒にや

んない？ って感じです。正直にお互いの価値観をぶつけ合うことで……，

って思っています。

🔵 やっぱり壮大な夢とか，個人だけでは到達できないステージに連れて行っ

てやるといった，そういう話に人は惹かれるんですよね。もっと自信を持

って，いろいろ言えるように，精進します。

🔴 お互い頑張りましょう！

どうやって人を集めるか　　**169**

リクルート

情報発信：ブログ・SNSのコツ

薬師寺泰匡

　志賀先生もかなり情報発信しておられるし，Twitterなどは僕よりフォロワーが多いので，僕からお話しすることはないのではと思いましたが，医師になって間もない頃からブログを書いていたので，それについて述べていきます。

1 ブログを始めたきっかけ

　世の中にはブログがあふれています。新しい情報を知ってほしい，正しい情報を発信したい，はたまたアフィリエイトで小銭稼ぎをしたいとか，いろいろな人に様々な思惑があってブログを書き残しているのだと思います。

　僕がブログを始めたきっかけは明確で，人集めをしたかったからです。その頃は岸徳で研修医をしていて，ちょうど徳洲会にいろいろあって信用を失いつつある時期でした。初期臨床研修医の募集定員に対して，志望者数もがっくりと落ちました。そして周囲の人からは，あそこはただただこき使われて何の勉強にもならない場所だ，ボロ雑巾のようになるだけだというようなことを何度も言われました。もちろん岸徳で働いたことがある人ではありません。

　僕個人としては，病院には非常に良くしていただき，日々何らかの成長を感じながら研修をしていたので，噂や信憑性の乏しい誹謗中傷が一人歩きしている状況が非常に悔しかったのです。一緒に研修する後輩も欲しかったですし，なんとか日々の状況を発信できないかと思い，ネット上で日記を書くことにしました。当初は僕を心配してくれ

る友人や家族へ向けてmixiの日記に毎日の出来事を綴っていたのですが，これだと発信先が狭すぎると思い，誰でもアクセス可能な場所を用意することにしました。そして，レジナビフェアなどの病院説明会のイベントで，「詳しくはブログで！　日々の生活を詳細に書いています！」などと説明して，なるべく正しい状況を発信し，共感してもらえる仲間を募ったわけです。

逆風はすごかったですが，それでも中の人の言うことは，適当な噂話よりは信憑性があるので，いろんな人に話が伝わってよかったなと思います。

2 ブログは継続することが大変

結局その後，病院を変えて救急専攻医として学び始めました。しかし，今度は世間の救急医に対する理解が乏しかったり，救急医としての生き方があまり世の中に認識されておらず，仲間を増やすためにはやはり自分の毎日を発信することが役に立つのではないかと思い，ブログを続けることにしました。すぐに何かの役に立ったという実感はわきませんでしたが，なんとなく楽しそうな様子は伝わっていたのかもしれません。ブログを読んだという人に会うことがだんだん増えてきて，少しやる気をもらえました。

ブログを書くときに最も大きく立ちはだかる壁は，継続するということです。忙しくて心が折れそうになったときもありましたが，自分が勉強した内容をまとめて載せておくだけでも，自分自身や研修医，学生の役に立つかもしれないと思い，しょうもない内容でも更新を続けてきました。何より，僕がブログを書く上での最大目標である「仲間を増やす」ということをまだ達成できていないという自覚もありました。目標が明確なためになんとか続けることができたんだと思います。

その後，初期臨床研修医が多数志望してくれるようになって，救急

を一緒にやりたいという仲間ができ，ようやく何かの役に立ったという実感が湧いてきました。長かったです。そして，長くやっていればいろんなことがあるもので，コラムや講演の依頼が来たり，人とのつながりが発展しました。SNSから自分の世界が広がるというのは面白いものです。今，ブログを書いている人は，どうにか続けてほしいと思います。

　というわけで，ブログをやるときのコツは，「目標を明確にすること」。情報発信そのものが目標になると，多分続きません。情報発信をして何をしたいのかということを明確にすれば，続けられると思います。

3 情報発信のコツ

　さて，ブログについてはそんなところですが，情報発信そのものについて少し考えてみたいと思います。

　実は僕のブログで，大炎上が起こったことがあります。その内容は，「若い人がインフルエンザかどうか心配だと言うが，ほっといても治る病気だし，薬剤の効果もそこまで際立ったものではないし，他の人に病原性微生物を移したり移されたりするので病院に行かずに寝ていればよいのではないか」ということを書いた記事です。1日で10万PV以上読まれ，様々な媒体で共有・拡散され，コメント欄は数日間にわたって荒れに荒れました。何か情報を発信するときに，センセーショナルでエモーショナルな内容だと多くの人に拡散されていきます。

　当時，インフルエンザは「脳症を起こす恐怖の病」として知られており，いち早く病院に行って抗インフルエンザ薬を処方してもらいましょうということをマスコミはしきりに訴えていました。今現在本書を読んでいるみなさんは，早期に抗インフルエンザ薬を飲むことの効果がどのくらいあるかはご存知でしょうが，その頃の世間はそうでは

ありませんでした。この不安は病院が引き受けるのが筋だとは思いますが，それを綺麗に受け流してしまったため，ブログ読者のやり場のない不安と怒りが爆発してしまったのではないかと思います。

前向きに，「普通にしていれば治る病気なんだ！　よかった！」と思えない人も世の中にたくさんいるという教訓を得ました。また，僕の意見に賛同しているコメントですらどこか攻撃的で，普段吐き出せないガスに火をつけてしまった感じがありました。エモーショナルな記事は読者を増やすと思うのですが，残念ながら明るい話題よりも，不安や怒りといったマイナスの感情を刺激するほうが興味を引くようです。

4 情報発信の鉄則

SNSにせよブログにせよ，情報発信をして何をしたいのかということを常々忘れてはならないと思います。ただ読んでもらいたい，注目を浴びたいというだけであれば，種々のことに攻撃的な内容を書き連ねていればよいのです。しかしそれではダークサイドに堕ちてしまいます。誰もそんな人と一緒に働きたくないでしょうから，僕のケースで言えば当初の目的を失ってしまいます。みんなが気持ちよく読める，そしてプロが書くものとしてふさわしい文章はどのようなものかを考えてみましょう。

鉄則1　情報が正しい ────────────

医師というプロフェッショナルが情報発信するのですから，その情報には責任が付きまとうと思います。嘘は広く発信できません。正しい情報ならそれに越したことはありませんが，医学は科学の一分野なので，今日正しいことが明日間違っているということは承知しておく必要があります。ではどうするか。せめて，情報源はしっかりと載せておくことが求められると考えます。数字を出すなら，その数字はどこから出たのか。新情報を出すなら，その情報はどこから出たのか。

情報発信：ブログ・SNS のコツ　　**173**

個人の意見と一般に広く知られていること，そして新たに得られた知見の区別はしっかりしておかねばなりません。

鉄則2　不安に寄り添う

　パターナリズムはあまりよろしくないと言われる昨今ですが，それでも医師は信頼を置かれる立場ですし，信頼関係がなければ治療も滞りかねません。闇雲に不安を煽るようなことは発信しないほうがよいです。たとえば，「今日入院してきた患者さん，絶対助からんわ……」「うちの研修医，○○が全然できないんだよな」などといった内容です。

　どうしても愚痴を言いたいのであれば，クローズドなSNSを使用するのがよいと思います。Facebookなどはグループにロックをかけられるので，内輪だけの愚痴の掃き溜めをつくったり，Twitterだと承認した人しか読めない鍵アカウントを作成して，一般の人の目に留まらないような工夫が必要だと思います。でもそんなもの読みたいですか？　それよりも，「このあいだ入院してきた患者さん，なんとか助かってよかった」とか，「うちの研修医，スムーズに○○ができるようになった！」と書いたほうがみんな明るくなるので発信する意義があるような気がします。

鉄則3　個人情報を大事にする

　当たり前の話なのですが，守秘義務があるので患者さんを特定できるような情報をみだりに発信することは慎まなくてはなりません。ただ，これが結構難しい。意外と患者さんもSNSを見ていたりするので，「これもしかして私のこと？」と思わせてしまうこともあります。以前ブログにデグーという齧歯類の動物に噛まれた人が受診した件を書いたことがありました。デグーという動物をそのとき初めて知ったので，その感動と，ERでは動物咬傷についての知識も持ち合わせなくてはならないという旨を伝えたかったのですが，「多分それは私の

ことです」と後日患者さん本人からコメントがきました。デグーに噛まれた人が他にもいないかとネットで検索したところ，僕のブログにたどり着いたということでした。患者さんを馬鹿にするような内容ではないですし，その人を特定できる要素は何もなく，患者さん本人からは感謝の言葉をいただきましたが，「本人が読むこともあるのだ」と肝に銘じた出来事でした。

まとめ

- 情報発信は目的を持ってやる！
- SNSでの発信は情報源を明らかにし，不安に寄り添い，個人情報を大切に！

を忘れないようにしましょう。

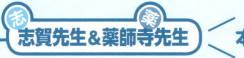

情報発信に「バズらせる」は必要？

薬　志賀先生にあっというまにTwitterのフォロワー数抜かれました（笑）僕に情報発信のコツを聞かないで下さい（笑）

志　（笑）。
　　Twitterは何がバズるんですかね？　まだなかなかわかりません。

薬　僕にもわかりません（笑）そもそも，バズることは必ずしも正義ではないと

情報発信：ブログ・SNSのコツ

個人的に思っております。

志 感情がのっているものとか旬なものはなんとなくバズるような……。ダルビッシュに間違えてクソリプしたときにはバズった……。

薬 「感情」ですが，陰性感情の刺激や，おもしろおかしく小馬鹿にしたものや，ツイート自体を馬鹿にできるようなものがバズりやすい気がします。あとはよほどの驚きとか。
「へーそうだったのか」的な知的好奇心を刺激するようなものはバズりにくく，様々な層に届きにくいと実感しております。

志 ですよねー。あとは最後に，意表をついた落ちやギャグがある人かな。

薬 ちなみに僕のツイートで一番バズったのは子どもの体操服を週に1回しか持って帰ってはならぬというクソルールに憤慨したものでした。書き方が感情的だったのでバズったという側面があると思います。

志 あれ！ 覚えています！ 内容も正しい！

薬 共感を得るには，感情の提示が重要ということでしょうかね。

志 そうですね。確かに。感情……。でも私はSNSを実名でやっていて，職場のことなんかもあるもんだから，ツイートは慎重です。

薬 多くの人に届けばいいのであればエネルギッシュな内容を届け続ければ良いのでしょうが……。志賀先生のおっしゃるとおり，強い発言は難しくもあります。

志 Twitterをするのはダメじゃないけど，SNSの内容次第では職場に迷惑をかけるかもしれないし……。

薬 その通りですね。こちらは素性を明かしていても，不特定多数の素性のわからない人たちからの攻撃を受けることも多々あるということは認識しておく必要があります。

志 あります。そういうときは静かにします。

176　リクルート

「何をしたい」からSNSを始めたのか

(薬) 本文にも書きましたが，何をしたいかを見失わないのが大事だと思います。

(志) ホント！ なんのために，誰のためにが大事。本末転倒しないこと。

(薬) 有名になりたいだけならアホみたいなツイートでバズらせればいいでしょうけど，そんなことのためにSNS始めたんじゃないでしょうと。

　人との繋がりを大事にしたいとか，情報を正しく伝えたいとか，最初の目的に沿った活動をすることを，大事にするのがよいと思います。

(志) だから私はこつこつヒット。1日2個くらいしかツイートできません。業務時間内にSNSは基本だめな職場ですし。

　だんだん当初の目的をわすれちゃう誘惑あるんですよね。知名度の魔力っていうのもあるのかな。

(薬) フォロワーの大小も大事ですが，どのくらい目的にかなった活動ができたかという後方視的な評価は大事だと思います。

(志) 本当にそうですね。薬師寺先生のおっしゃるとおり，役に立つ正確な情報発信を継続したいです。

(薬) 僕は研修医の仲間増やしたくてブログ始めたので，目的が叶いました(笑)。おかげさまで，ブログを続ける意欲がなくなってしまって逆に困っています。発信を続けなければ……。

(志) 仲間が増えたんですね！ EMAllianceでも大活躍ありがとうございます。続けないとね，辛くない範囲で。

(薬) 院内の仲間は増えましたが，世の中の志を同じくする仲間がまだまだ欲しいところです！ 初心忘れず続けていきます。

(志) 私も正しい情報を出して，仲間とつながりたい。続けましょう。

(薬) 正しい情報を求める人や，正しい情報を提供したい人と繋がれますからね。SNSの良いところです。あとは国の垣根もすぐに越えられますしね。

(志) ですね！ 科にとらわれず。前向きに楽しく続けたいですね。初心忘れず。あとは経験者にコツをきくかなー。

情報発信：ブログ・SNSのコツ

薬 そうですね。なんやかんや書きましたが，僕より上手な人はたくさんいますからね。グローバルな利用をめざしていきたいところです。志賀先生を見習って……。

志 グローバルになりたいです。私は全然ですが，論文とSNSって相性いいなって思います！　科学者は1,000人フォロワーがいると異分野と繋がれるという論文があるんです[1]。

薬 これいいなと思った論文の著者が，Twitterで論文に込めた想いをつぶやいたりしていると，Twitterすげぇってなりますよね。

SNSの発信の背景に自分の「職場」があることを忘れずに

志 あと，SNSではギリギリ大丈夫なユーモアもいいですよね！

薬 僕のツイート，大丈夫なんでしょうか（笑）。

本文にも書きましたが，言えないようなことを呟くスペースも用意しているんです。ドぎつい下ネタとか。

志 私は薬師寺先生をお手本にしてます。自分の事情もあり，そっくりはできないんですけど。思ったことを言える仲間や場所，大事ですよね。レジリエンス的にも。アンガーマネジメントも大事だけど，我慢しすぎもよくないんですよね。

薬 「模範となれるかというとそうではない」という点が，僕がリーダーとしていたらない部分と思って，精進していきます。

そして，好き放題したければ今後もこっそりやります（笑）。

志 いいね。

薬 公でのSNSは，病院の看板を背負って発信するという覚悟はある程度必要ですね。

志 そうですよね。本人に背負っているつもりがなくても，背負ってると思う人もいるでしょうし。

薬 おっしゃる通りだと思います。SNSってそういうもんだと思っとかないと危険ですね。

志 謙虚に人に思いやりを持ったツイートをしていけば，バズらないけど目的が果たせるかなって思っています。

薬 バズらせるのが目的じゃないですからね（笑）。

文　献

1) Côté IM, et al：FACETS. 2018；3：682-94.

索 引

━━━ 数 字 ━━━

2つの質問 *14*
4つのE *113*
360度評価 *4*

━━━ 欧 文 ━━━

A

ARCSモデル *30*

C

Connor-Davidson Resilience Scale *108*

D

decision making *23*

J

Job description *77*

K

KAS *1*

P

PICO *36*

T

Twitter *170*

━━━ 和 文 ━━━

あ

アンガーマネジメント *95*

い

イントラネット *44*
意識高い系 *17*
院外の会合 *50*

え

英語論文 *35*

か

介入ポイント *12*

き

キャリア選択 *156*

け

決断 *10*

こ

コーチング *126*
コミュニケーション *3*
コラボレーション *56*
後輩指導 *102*
後輩の気持ち *126*

し

指導医の評価 *89*
主治医感 *23*
情報発信 *172*
職場変更 *155*

せ

成功体験 33
絶対評価 91

そ

相対評価 91

た

他職種 63
態度 3

ち

中間層 92

と

どうして攻撃 27
年上の部下 93

ね

ネットワーキング 54

は

バズる 175

ふ

ブログ 170
負の評価 94
部門長 74
部門－部門 43
文書 43

へ

ベッドサイドラーニング 102
返報性 47

ほ

褒める癖 127

ま

マネジメント 68

め

メンター 82
名刺 51

も

モチベーション 33, 40, 159
目標設定 78

り

リクルート 162
臨床 68

れ

レジリエンス 107

ろ

ロールモデル 81
労働裁量権 122
論文 135

わ

ワークライフバランス 118

略 歴

志賀 隆　Takashi Shiga

国際医療福祉大学医学部救急医学講座　准教授

2001 年　千葉大学医学部卒業
2003 年　在沖米国海軍病院
2006 年　米国メイヨークリニック　救急レジデント
2009 年　ハーバード大学マサチューセッツ総合病院　救急部医員兼シミュ
　　　　レーション教育フェロー
2011 年　東京ベイ・浦安市川医療センター　救急科部長
2017 年　7 月より現職

学生時代より総合診療・救急を志し，米国メイヨー・クリニックでの救急
研修を経てハーバード大学マサチューセッツ総合病院で指導医を務めた救
急医療のスペシャリスト。東京ベイ・浦安市川医療センターでは救急の基
盤をつくり，2017 年 7 月より国際医療福祉大学医学部救急医学講座准教
授に着任。後進の育成にも力を注ぐ。

薬師寺泰匡　Hiromasa Yakushiji

医療法人薬師寺慈恵会　薬師寺慈恵病院　副院長

2009 年　富山大学医学部医学科卒業
　　　　同年より岸和田徳洲会病院で初期臨床研修
2011 年　福岡徳洲会病院　救急総合診療部
2013 年　岸和田徳洲会病院　救命救急センター
　　　　2015 年同院　救急科医長，研修実行委員長
2020 年　1 月より現職

日本救急医学会救急科専門医，日本中毒学会クリニカルトキシコロジスト。
日経メディカルオンラインでのコラムや自身のブログを通して，救急医の
実態を発信している。

Dr.志賀＆薬師寺のBOSS論
こんな指導医が欲しかった！

定価（本体3,300円＋税）

2019年12月10日　第1版

著　者　志賀隆，薬師寺泰匡
発行者　梅澤俊彦
発行所　日本医事新報社
　　　　〒101-8718 東京都千代田区神田駿河台2-9
　　　　電話　03-3292-1555（販売）・1557（編集）
　　　　ホームページ　www.jmedj.co.jp
　　　　振替口座　00100-3-25171
印　刷　ラン印刷社

©志賀隆，薬師寺泰匡 2019 Printed in Japan

ISBN978-4-7849-5727-9 C3047 ¥3300E

・本書の複製権・翻訳権・上映権・譲渡権・公衆送信権（送信可能化権を含む）
　は（株）日本医事新報社が保有します。
・ JCOPY ＜（社）出版者著作権管理機構 委託出版物＞
　本書の無断複写は著作権法上での例外を除き禁じられています。複写さ
　れる場合は，そのつど事前に，（社）出版者著作権管理機構（電話 03-5244-
　5088，FAX 03-5244-5089，e-mail:info@jcopy.or.jp）の許諾を得てください。

電子版のご利用方法

巻末の袋とじに記載された**シリアルナンバー**で，本書の電子版を利用することができます。

手順①：日本医事新報社Webサイトにて**会員登録（無料）**をお願い致します。
（既に会員登録をしている方は手順②へ）

日本医事新報社Webサイトの「Web医事新報かんたん登録ガイド」でより詳細な手順をご覧頂けます。
www.jmedj.co.jp/files/news/20180702_guide.

手順②：登録後「**マイページ**」に**移動**してください。
www.jmedj.co.jp/mypage/

「マイページ」

マイページ中段の「電子コンテンツ」より電子版を利用したい書籍を選び，右にある「SN登録・確認」ボタン（赤いボタン）をクリック

表示された「電子コンテンツ」欄の該当する書名の右枠にシリアルナンバーを入力

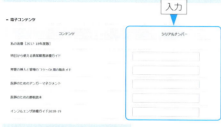

下部の「確認画面へ」をクリック

「変更する」をクリック

会員登録（無料）の手順

1 日本医事新報社Webサイト（**www.jmedj.co.jp**）右上の「**会員登録**」を**クリック**してください。

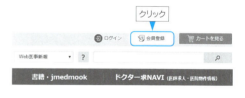

2 サイト利用規約をご確認の上（1）「**同意する**」に**チェック**を入れ，（2）「**会員登録する**」を**クリック**してください。

3 （1）**ご登録用のメールアドレスを入力**し，（2）「**送信**」を**クリック**してください。登録したメールアドレスに確認メールが届きます。

4 確認メールに示された**URL（Webサイトのアドレス）**を**クリック**してください。

5 会員本登録の画面が開きますので，**新規の方は一番下の「会員登録」**を**クリック**してください。

6 会員情報入力の画面が開きますので，（1）**必要事項を入力**し（2）「**（サイト利用規約に）同意する**」に**チェック**を入れ，（3）「**確認画面へ**」を**クリック**してください。

7 会員情報確認の画面で入力した情報に誤りがないかご確認の上，「**登録する**」を**クリック**してください。